Louis Duringe

Nouvelle méthode de traitement

des

maladies de l'estomac

ou

Moyens de guérir
les gastrites, fièvres gastriques, gastralgies, etc.

Elibron Classics
www.elibron.com

Elibron Classics series.

ISBN 0-543-70119-0 (paperback)
ISBN 0-543-70118-2 (hardcover)

This Elibron Classics Replica Edition is an unabridged facsimile of the edition published in 1850 by J.-B. Baillière, Paris.

NOUVELLE
MÉTHODE DE TRAITEMENT
DES
MALADIES DE L'ESTOMAC.

Poissy. — Typographie Arbieu.

NOUVELLE

MÉTHODE DE TRAITEMENT

DES

MALADIES DE L'ESTOMAC

OU

MOYENS DE GUÉRIR

LES

GASTRITES, FIÈVRES GASTRIQUES, GASTRALGIES, etc.

PAR LE Dr DURINGE

Des facultés de Paris, de Berlin et de Londres, médecin du Bureau
de bienfaisance du 7e arrondissement, membre de plusieurs
Sociétés médicales françaises et étrangères, etc., etc., etc.

PARIS

CHEZ L'AUTEUR, RUE RAMBUTEAU, 24

ET CHEZ J.-B. BAILLIÈRE, LIBRAIRE, 19, RUE HAUTEFEUILLE

1850

AVANT-PROPOS.

Les fonctions digestives sont un des plus puissants ressorts de l'organisme, et comme de plus elles sont soumises à l'influence directe des agents extérieurs (aliments, etc.), il s'ensuit que des maladies nombreuses et souvent très-graves y prennent leur origine.

Ces maladies, nous avons eu occasion de les étudier sous toutes leurs faces, soit en France, soit dans les hôpitaux d'Allemagne et d'Angleterre. Nous avons été à même d'y faire des observations qui nous ont conduit à *envisager les affections gastriques sous des points de vue tout nouveaux*. Les effets que nous avons obtenus par *notre méthode* de traitement nous encouragent à publier nos travaux et nous donnent l'assurance qu'ils seront utiles à l'humanité.

Nous allons exposer en peu de mots le plan que nous nous proposons de suivre :

D'abord, nous donnerons un *aperçu physiologique sur la digestion.*

Comme la digestion exerce une influence des plus importantes sur toute l'économie, que par conséquent les troubles qui y surviennent provoquent des réactions dans les autres parties du corps et *vice versa*, nous y joignons quelques notions sur l'organisme, et faisons ressortir en peu de mots les rapports qui le relient à l'appareil digestif. Il est d'autant plus nécessaire d'en tenir compte, que les dérangements morbides ne s'y révèlent parfois que par des indices obscurs et fugitifs, et qu'on ne peut les reconnaître que par les troubles secondaires.

On s'est beaucoup occupé de la partie thérapeutique de l'art : on recherche avec avidité de nouveaux médicaments, on ne se lasse pas de faire des expériences sur les effets produits par leur ingestion, et l'on néglige la réciprocité d'action qui existe entre les diverses fonctions de l'économie. Or, sans une connaissance exacte de ces rapports, il est impossible d'apprécier l'origine et les complications des changements morbides survenus dans l'appareil de la digestion, et par conséquent d'établir rationnellement un plan curatif.

Par l'observation raisonnée des rapports physiologiques, nous ramenons la médecine sur son véritable terrain : nous en faisons une science positive qui nous dispense de recourir à des tâtonnements, à des expérimentations trop souvent inutiles et parfois funestes.

Dans la seconde partie de l'ouvrage, nous parlons de la *faiblesse de l'estomac et du manque d'appétit ;* ce sont les premiers indices par lesquels se révèle l'action des causes qui amènent à la longue les affections gastriques déterminées.

Nous étudierons ensuite ces *affections considérées en elles-mêmes.*

Si jusqu'ici il y a eu tant d'incertitude dans l'emploi des moyens curatifs, c'est qu'il y avait beaucoup de confusion entre les différentes maladies de l'estomac. Les symptômes caractéristiques qui les distinguent n'ayant pas été assez rigoureusement déterminés, le traitement portait fréquemment à faux et pouvait souvent, non-seulement échouer, mais même faire beaucoup de mal.

Un des résultats principaux de nos observations, c'est la démarcation exacte que nous établissons entre les diverses affections gastriques ; par là, l'indication du traitement qui correspond à chaque affection devient précise.

NOUVELLE

MÉTHODE DE TRAITEMENT

DES

MALADIES DE L'ESTOMAC.

PREMIÈRE PARTIE.

APERÇU PHYSIOLOGIQUE SUR LA DIGESTION.

L'organisme ne peut subsister qu'en se renouvelant sans cesse ; il puise constamment des éléments nouveaux dans le monde extérieur, et, après leur avoir fait subir les changements nécessaires, finit par se les assimiler. Ces substances, après avoir servi à réparer les pertes de l'économie, suivent une métamorphose qu'on peut appeler *rétrograde* et sont rendues au réservoir commun.

Toute la vie de l'économie se base par conséquent sur deux espèces de fonctions : les unes ont pour but la *métamorphose formatrice;* les autres se rapportent à la *métamorphose rétrograde* ou *destructive* (excrétions).

Les fonctions formatrices se composent d'une série d'actes par lesquels les aliments sont successivement transformés dans les voies digestives et répartis dans l'organisme.

Ces actes sont :

1° *La mastication et l'insalivation;*

2° *La digestion stomacale;*

3° *La digestion intestinale;*

4° *La sanguification et la nutrition des organes.*

I. — Mastication et Insalivation.

Avant d'être introduits dans l'estomac, les aliments sont divisés par la mastication et mélangés avec la salive. Pendant cet acte, la salive afflue dans la bouche en plus grande quantité, pénètre et ramollit les aliments, en détruit la cohésion et les tranforme en une pâte très-molle.

Une mastication suffisamment prolongée est la condition indispensable d'une bonne digestion. La division préalable et l'insalivation des aliments ont une portée plus que secondaire, et ce n'est pas impunément qu'on y soustrait les aliments par une déglutition trop hâtive. Cela arrive d'habitude chez les enfants, et c'est surtout à leur âge que la gloutonnerie a les suites les plus fâcheuses.

Un canal membraneux que l'on nomme l'*œsophage* conduit les aliments ainsi modifiés dans l'estomac (*déglutition*). C'est dans cet organe que se fait la digestion proprement dite.

II. — Digestion stomacale.

L'estomac est une espèce de poche membraneuse, large, évasée, arrondie du côté gauche ; il s'étend transversalement vers le côté droit en se rétrécissant, et communique, par son orifice inférieur (pylore), avec le canal intestinal.

L'estomac se compose de trois membranes :

A l'extérieur se trouve la *séreuse*, à surface lisse ; elle facilite les frottements avec les organes voisins, et enveloppe la *musculaire*, dont la fonction, toute nerveuse, est d'opérer les mouvements de l'organe. Enfin, les parois intérieures sont tapissées d'une troisième membrane, qui est la *muqueuse*, et qui secrète les liquides nécessaires à la digestion.

Nous verrons plus tard que les maladies de l'estomac se dessinent différemment, selon qu'elles correspondent à l'une ou à l'autre des ces trois membranes.

Il y a inflammation (gastrites), acidité, embarras muqueux, lorsque la muqueuse est intéressée ; affections nerveuses, si c'est la membrane musculaire qui est affectée.

Enfin, si c'est la séreuse qui est le siége de la maladie, comme cette membrane n'est qu'un appendice de l'enveloppe générale (péritoine) qui recouvre tous les organes contenus dans la cavité abdominale, l'affection s'étend toujours à toutes ses parties et se présente sous la forme de la péritonite. La péritonite n'est donc pas à vrai dire une affection gastrique; voilà pourquoi nous ne l'avons pas comprise dans la description des maladies de l'estomac.

Dans l'intervalle des digestions, l'estomac reste

inactif et comme affaissé sur lui-même. Lorsqu'il y a besoin d'éléments réparateurs, l'organe est pour ainsi dire réveillé par une affluence plus marquée de sang et de forces nerveuses qui occasionne la faim. Cette exaltation de l'énergie vitale est nécessaire pour produire les *mouvements*, la *chaleur* et la *sécrétion du suc gastrique*, qui sont les trois agents indispensables pour opérer la digestion stomacale (chymification).

Mouvements. — Les mouvements de l'estomac ont pour but d'accroître l'action du suc gastrique, en broyant les substances alimentaires, qu'il peut alors pénétrer dans tous les sens.

A l'arrivée du bol alimentaire, l'estomac, en se dilatant et en se resserrant tour à tour, le fait passer vers le côté gauche, le pousse ensuite vers la droite et le ramène au point de départ, où il recommence la même évolution.

Pendant le mouvement ondulatoire qui succède à chaque déglutition, l'organe n'admet point d'aliments. C'est ce qui fait que les déglutitions qui se succèdent à de trop courts intervalles occasionnent souvent des contractions en sens contraire, des spasmes, le hoquet, et même des vomissements. Ces mouvements ondulatoires s'affaiblissent par degrés, et une nouvelle déglutition peut alors avoir lieu sans inconvénients.

Suc gastrique. — Le suc gastrique est élaboré par des organes très-fins et très-déliés, inhérents à la muqueuse. Ce liquide est clair et presque inodore, d'un goût salé et acide. Il est sécrété à mesure que les bols alimentaires arrivent. Toutefois cette sécrétion a ses limites au delà desquelles elle est complétement interrompue, ou, tout au moins, ne produit plus qu'un liquide vicié. Cela arrive lorsqu'on dépasse la quantité d'aliments proportionnée aux besoins du corps.

Le suc gastrique ne détermine pas la putréfaction des aliments, comme le prétendent certains physiologistes; au contraire, il arrête la décomposition putride des substances qu'on soumet à son action. C'est uniquement par sa puissance dissolvante, et en détruisant complétement la cohésion entre les molécules des aliments, qu'il coopère à la digestion.

Ce liquide n'agit pas sur les corps vivants; sans cela il attaquerait l'organe qui le sécrète. C'est en effet ce qui a lieu parfois lorsque l'individu meurt peu de temps après le repas. A l'autopsie on trouve l'organe perforé et son contenu extravasé. Ce fait a une grande importance en médecine légale et pendant longtemps la science ne pouvait en rendre compte. Il faut se garder de confondre ces espèces de perforations avec celles produites par un poison corrosif.

Le suc gastrique ne réduit pas d'une manière aussi complète les végétaux herbacés que les substances animales. Nous verrons plus bas que la digestion végétale s'achève dans les intestins, où est sécrété, à cet effet, un liquide analogue au suc gastrique, mais beaucoup plus acide. La contexture des végétaux, plus hétérogène à la nature de nos organes, exige un dissolvant plus énergique. Aussi voyons-nous le suc gastrique se modifier selon le genre habituel d'alimentation : il sera d'autant plus acide que les végétaux prédomineront d'avantage dans la diète.

D'après ce qui précède, on comprend combien il est essentiel de ne passer que par degré du régime végétal à la diète animale. Les transitions trop brusques donnent toujours lieu à des digestions laborieuses et sont même très-souvent suivies de désordres généraux, la modification du suc gastrique ne pouvant s'effectuer que graduellement.

Chaleur stomacale.—L'action du suc gastrique et des mouvements se combine avec l'influence d'une chaleur stomacale de 96° (Farenheit), terme moyen. Cette température est en rapport direct avec la constitution atmosphérique. C'est là un fait qui nous explique l'influence pernicieuse des climats humides. Il est d'observation vulgaire qu'un exercice modéré après le repas facilite la digestion. Cela tient à ce que la chaleur de l'estomac est augmentée par les mouvements généraux, qui toutefois ne doivent jamais aller jusqu'à la fatigue.

Chyme. — Sous l'influence de ces divers agents, les aliments se réduisent enfin en une espèce de pâte d'un gris clair, d'une saveur aigre-douce, qu'on nomme *chyme*. Elle n'est pas homogène lorsque le repas a été composé en partie de végétaux herbacés : on y trouve alors les résidus de ces derniers imparfaitement réduits.

Des contractions toutes particulières de l'estomac font passer le chyme, à mesure qu'il se forme dans la cavité intestinale : ces mouvements, que nous nommerons *éliminatoires*, pour les distinguer des mouvements *digestifs* dont nous avons parlé plus haut, se manifestent surtout dans la région pylorique.

Si des aliments non réduits (à l'exception des végétaux) se présentent au pylore, il se contracte spasmodiquement et les repousse : toutefois, cette force de répulsion s'épuisant au bout d'un certain temps, ils passent à la longue dans le canal intestinal. Les mouvements éliminatoires, qui se renouvellent à des intervalles de deux à cinq minutes, sont à peine sensibles dans le commencement; peu à peu ils deviennent plus fréquents et plus énergiques, et ne cessent que lorsque la chymification est achevée.

Les boissons ne subissent pas *dans l'estomac* la même préparation que les solides : elles sont immédiatement absorbées; aussi leur action sur l'organisme se manifeste-t-elle immédiatement. L'absorption des liquides s'effectue par les vaisseaux lymphatiques qui aboutissent à la rate. Le gonflement de cet organe, qui a lieu après de copieuses boissons, prouve qu'il est destiné à la *digestion* des liquides; de là, ils sont conduits dans la veine-porte, traversent le foie et entrent alors dans la circulation sanguine générale.

Voilà donc les actes qui constituent la digestion stomacale; après un repas ordinaire elle dure à peu près trois ou quatre heures.

Nous n'avons point à nous occuper des théories plus ou moins ingénieuses et souvent obscures, par lesquelles on a cherché à expliquer la métamorphose digestive des aliments. La critique physiologique n'est point ici de notre ressort. Nous nous sommes borné à présenter un simple exposé des faits, et nous en déduisons des règles hygéniques rationnelles et des conséquences pratiques pour le traitement.

III. — Digestion intestinale.

Le canal intestinal, dont la longueur est, terme moyen, de six mètres, après avoir décrit de nombreux replis, aboutit au côté droit et inférieur de l'abdomen; là, il s'évase considérablement et forme une poche assez volumineuse connue sous le nom de *cœcum*. Du cœcum part le gros intestin (*colon*) qui se termine à l'ouverture anale.

Au moment où le chyme pénètre dans la cavité intestinale, il se mélange avec deux liquides : *la bile* et le *suc pancréatique*.

La bile est élaborée dans le foie; elle s'amasse dans la vessie biliaire pendant les intervalles entre les digestions et s'épanche dans le tube digestif à l'arrivée du chyme.

Le suc pancréatique est un liquide analogue à la salive; il est sécrété dans un organe situé derrière l'estomac et que l'on nomme le *pancréas*.

Par suite de cette combinaison se forme un liquide blanc, laiteux, que l'on nomme le *chyle*. Le reste se compose de résidus excrémentiels et de substances végétales dont la réduction n'est pas achevée. A mesure que, par des mouvements vermiculaires, les intestins charrient le mélange dans leur cavité, le chyle est résorbé par les vaisseaux chylifères.

C'est dans le canal intestinal que se complète la

digestion des substances végétales. Voilà pourquoi il atteint des dimensions beaucoup plus considérables chez les herbivores que chez les carnivores.

Voici, au surplus, un fait qui ne laisse aucun doute à cet égard :

Lorsque le canal intestinal a été lésé par une blessure quelconque, on voit arriver, à l'ouverture de la plaie, les résidus des végétaux, que l'on distingue parfaitement, quoiqu'ils aient subi l'action de la mastication et de la digestion stomacale ; tandis qu'il est impossible d'y reconnaître la moindre parcelle de chair, les substances animales ayant été digérées et transformées entièrement dans l'estomac. Ces résidus végétaux, qui sont d'autant plus abondants que la plaie est plus rapprochée du pylore, disparaissent après avoir parcouru la cavité du canal intestinal : les excréments n'en présentent plus aucune trace, ce qui prouve évidemment qu'ils ont été absorbés.

Nous avons dit plus haut qu'un des principaux agents de la digestion *végétale* est un liquide plus acide que le suc gastrique. Ce liquide (*suc entérique*) est sécrété par des glandes assemblées par groupes et qui se trouvent surtout en grand nombre dans le cœcum, qui est en quelque sorte un *second estomac*.

Le produit de la *digestion intestinale* est également réduit en chyle par l'action du fluide biliaire, dont la sécrétion normale excède toujours la quantité qui est nécessaire pour chylifier le produit de la digestion stomacale. Le chyle est résorbé et les résidus excrémentiels sont excrétés.

Les faits relatifs à la digestion intestinale nous fournissent des données de la plus haute valeur pour le traitement de la constipation : nous l'écartons fort souvent en soumettant uniquement le patient au régime végétal; l'action exercée par ce régime se comprend aisément : les végétaux stimulent plus particulièrement l'activité des intestins où ils sont digérés.

En outre, nous basons sur ces faits et sur les conséquences qui en découlent une *méthode curative toute nouvelle dans le traitement de l'inflammation chronique des intestins*.

En effet, dans ces affections, un des symptômes les plus dangereux est l'épuisement des forces.

D'un autre côté, une indication urgente du traitement, c'est d'éloigner tout ce qui pourrait irriter les intestins. D'après ce principe, on se croyait obligé jusqu'à présent de soumettre les malades à une diète sévère, dans la crainte que les aliments ne portassent une irritation funeste dans le canal intestinal, et de cette manière on hâtait le dépérissement du patient. Or, comme la digestion des substances animales se fait tout entière dans l'estomac, il est évident que ce régime peut être suivi sans aucun danger.

Ainsi donc est résolu un des problèmes les plus ardus que la science présentait jusqu'à présent, savoir : concilier les deux indications fondamentales du traitement de l'inflammation chronique des intestins, *en soutenant les forces du malade sans aucun danger d'irritation dans le canal intestinal*. L'expérience a confirmé en tous points la valeur pratique de cette nouvelle méthode.

Au reste, ces faits ne sont ici mentionnés qu'en passant ; ils seront développés dans un travail spécial que nous ferons paraître incessamment sur les affections intestinales.

IV. — Sanguification et Nutrition des organes.

Le chyle, qui est le produit définitif de la métamorphose des aliments dans les voies digestives, ne se transforme en sang qu'après avoir subi diverses modifications.

Le chyle est résorbé par les vaisseaux chylifères : après la digestion, ils se trouvent gorgés d'un liquide blanc opalin, qui contient des globules et des fibres élastiques (*fibrine*). En l'examinant au microscope, on y découvre même déjà des espèces de tissus membraneux. A mesure que le chyle parcourt ces vaisseaux, la quantité des globules augmente, la fibrine est plus abondante et acquiert plus de consistance. Lorsqu'on expose les globules au contact de l'air, ils prennent une faible teinte rouge.

Les vaisseaux chylifères se rassemblent en un tronc unique qui monte le long de la colonne vertébrale et débouche dans une veine qui vient du bras gauche et aboutit au cœur.

A mesure que le cœur reçoit le chyle, il le chasse

dans les poumons en se contractant et en se dilatant tour à tour.

Nous appelons ici l'attention du lecteur sur le rapport qui est établi par les vaisseaux chylifères entre les organes digestifs d'une part, le cœur et les poumons d'autre part. L'influence de la digestion sur la régularité des pulsations se manifeste en effet d'une manière bien évidente. Très-souvent les palpitations, angoisses, syncopes, etc., ne proviennent que de l'irritation qu'y porte un chyle vicié. Par la même raison nous n'hésitons pas à dire que la plupart des maladies des poumons, les étouffements, oppressions et surtout les phthisies, reconnaissent la même origine.

Dans les poumons, le chyle, en absorbant l'oxigène de l'air, achève de se transformer en sang. Dès lors, les productions membraneuses de la fibrine sont plus abondantes et offrent un tissu plus dense et plus élastique. Les globules se forment aussi en plus grande quantité : ils se composent d'un point central ou noyau, entouré d'une sorte de pellicule très-fine, incolore et transparente, qui a la forme d'une lentille. Les globules sanguins élaborent l'oxigène de façon à former une substance particulière d'un rouge très vif (cruor), qui est l'élément principal et indispensable de la vivification des organes.

Plus le milieu dans lequel on respire est riche en oxigène, plus les globules acquièrent d'énergie et plus par conséquent ils formeront de cruor.

Au sortir des poumons le sang reçoit le nom d'*artériel* : il est arrivé au plus haut degré de puissance vitale, et va régénérer tontes les parties du corps. Quelque dissemblables que soient les organes, il conduit à chacun les éléments de sa structure avec une précision admirable. On comprend, d'après cela, à quel point la santé générale est liée à l'état des organes de la digestion : car c'est là que les nombreux vaisseaux chylifères, comme autant de racines, puisent les sucs réparateurs.

Les globules, après avoir servi à la régénération de l'économie, perdent peu à peu leur énergie et finissent, pour ainsi dire, par s'atrophier ; ils se retrécissent et prennent une teinte noirâtre, et sont réfoulés vers le foie où ils se transforment en bile. Il s'en suit que chez les individus qui prennent beaucoup d'exercice, les globules sanguins, s'usant plus rapidement, afflueront dans le foie en plus grande abondance ; il y aura donc une sécrétion biliaire plus active, qui correspondra à un plus grand besoin d'alimentation occasionné par une déperdition et régénération plus grandes.

Chez les personnes qui, sans mener une vie active, suivent néanmoins une diète très-substantielle, l'insuffisance de la sécrétion biliaire est une des causes principales de digestions pénibles, chylifications incomplètes et autres maladies qui en résultent.

D'après ce que nous avons dit plus haut de l'influence de l'air que l'on respire sur la formation sanguine, il est évident que la constitution atmosphérique doit également réagir d'une manière très-notable sur la sécrétion biliaire. En effet, l'individu qui vit dans un milieu humide, dilaté par la chaleur et contenant peu d'oxigène, aura des globules sanguins moins vigoureux, et qui s'useront très-vite ; ils afflueront donc en bien plus grande quantité vers le foie et la sécrétion de la bile sera augmentée d'une manière anormale. C'est là ce qui nous explique la fréquence des fièvres gastriques bilieuses dans les grandes chaleurs et dans les contrées marécageuses.

Dans un ouvrage spécial que nous publierons sur les maladies du foie, nous parlerons en détail de l'influence exercée sur la digestion par l'insuffisance ou l'excès de la sécrétion biliaire ; nous y démontrerons, par de nombreuses observations, qu'un des plus puissants moyens pour la ramener à l'état normal, et guérir les affections qui en dérivent, c'est de placer les individus dans des conditions d'atmosphère et d'activité convenables.

La force des globules peut être modifiée par l'alimentation ; ce fait résulte d'expériences physiologiques dont le détail nous entraînerait trop loin. Les substances animales produisent des globules plus énergiques que ceux qui sont le résultat d'une nourriture végétale, de là vient qu'en général les carnivores ont plus de force musculaire que les herbivores.

La connaissance de ce rapport entre l'alimentation et la force des globules est d'une immense portée pratique. Ainsi on peut en inférer, par exemple, qu'une diète végétale tempérera la trop grande force sanguine et la disposition inflammatoire ; par contre, la diète animale corrige les tempéraments lymphatiques et les dispositions scrofuleuses.

On se rappelle que la force des globules dépend du plus ou moins de cruor qu'ils contiennent. Cette substance est très-soluble, surtout dans les liquides acidulés : il s'en suit que, par l'usage de ces boissons, on peut combattre avantageusement les dispositions pléthoriques en tempérant la force du sang. C'est sur ce fait que se basent les résultats si prompts que l'on obtient par les limonades dans les fièvres inflammatoires.

Nous terminons ici l'exposé des notions physiologiques ; il suffira pour mettre le lecteur à même d'apprécier les conséquences pratiques que nous en avons tirées et saisir la relation intime qui existe entre l'estomac et les autres fonctions de l'organisme. En outre, ces notions feront comprendre aux lecteurs pourquoi et comment nous avons obtenu bien souvent des guérisons en apparence miraculeuses, dans des cas compliqués et qui avaient été considérés comme incurables.

DEUXIÈME PARTIE.

CAUSES GÉNÉRALES DES AFFECTIONS GASTRIQUES.

De la faiblesse d'estomac et du manque d'appétit.

La faiblesse d'estomac et le manque d'appétit étant plutôt des *dispositions morbides* que des affections réelles, le traitement consiste uniquement à écarter les causes qui les occasionnent et que, dans le commencement, il est toujours facile d'atteindre.

Le manque d'appétit habituel est un avertissement sérieux qu'il faut bien se garder de négliger ; ce n'est qu'en y portant remède dès le début, qu'il sera possible de prévenir le développement d'une *affection déterminée*, dont la forme dépendra de la constitution individuelle.

Les causes qui débilitent l'appareil digestif et occasionnent le manque d'appétit sont également l'origine de tout dérangement qui peut survenir dans cet organe.

Ces causes sont *externes* ou *internes*.

Les causes externes tiennent à l'action de tout ce qui est ingéré dans l'estomac, tels que les aliments, les boissons, les médiçaments.

Par causes internes, nous entendons toute influence résultant des sympathies qui existent entre la digestion et les autres fonctions.

Causes externes.

Nous croyons à peu près inutile de faire observer que les écarts de régime, l'abus des boissons spiritueuses, des médicaments, doivent à la longue affaiblir l'estomac. Cet état de l'organe aboutira d'autant plus promptement à une maladie déterminée, que l'action de ces causes se sera renouvelée plus fréquemment. L'espace ne nous permet pas de traiter ce sujet dans toute son étendue. Nous nous bornerons ici à présenter quelques considérations générales.

ALIMENTS. — *Considérations générales sur le régime.* La digestibilité des substances alimentaires dépend bien moins des qualités qui leur sont inhérentes, que des conditions de santé dans lesquelles se trouve celui qui en fait usage. Il n'y a rien de fixe à cet égard, et l'on ne peut pas dire, d'une manière absolue, qu'un aliment soit toujours de facile ou de difficile digestion. Chacun se fait, pour ainsi dire, sa règle diététique ; l'instinct et l'expérience sont les meilleurs guides que l'on puisse suivre.

Il suffira de remarquer, en général, que l'abus des épices est funeste, qu'ils irritent et disposent à l'inflammation ; que pour stimuler l'estomac par l'attrait de la nouveauté, il faut autant que possible suivre une diète continuellement variée.

Toutefois, le mélange des aliments peut occasionner des dérangements. Nous avons traité une dame dont les digestions étaient troublées chaque fois qu'elle mangeait du laitage après ou pendant les repas. Consulté par cette personne pour une gastrite qui survint, nous jugeâmes néanmoins nécessaire de la mettre au régime lacté; le lait, pris exclusivement et sans aucun mélange, fut parfaitement supporté, comme nous nous y attendions, et amena une prompte guérison.

Avec un tempérament sanguin ou une vie sédentaire, on doit suivre un régime où prédominent les végétaux. Ainsi que nous l'avons déjà dit dans la première partie de cet ouvrage, ils tempèrent la trop grande richesse du sang et combattent ainsi les dispositions inflammatoires. En stimulant l'action des intestins, les végétaux préviennent les constipations chez les individus qui font peu d'exercice.

Un point qui doit surtout fixer notre attention, c'est la *quantité de la diète*. C'est là un sujet de la plus haute importance hygiénique : l'intempérance est aussi fréquente que funeste, et on peut affirmer qu'elle est la source de la plus grande partie de nos maladies.

Si, à la vérité, il y a des individus dont la constitution ne paraît pas d'abord troublée par les écarts de régime répétés, cette apparence est trompeuse. Outre les diverses maladies de l'estomac (gastrite, ulcères, gastralgies, fièvres gastriques, etc.) qui peuvent en être la suite, il s'établit souvent un état de pléthore qui est d'autant plus perfide qu'il affecte tous les dehors d'une florissante santé. Peu à peu l'activité de l'économie se paralyse, et la réplétion peut même augmenter au point d'aboutir à la suppression entière de la vie, ce qui parfois survient subitement.

La règle générale et absolue qu'il faut observer à l'égard de la quantité de nourriture qu'il convient de prendre, c'est de se *conformer strictement aux indications d'un appétit naturel*, qui, dans l'état de santé, est toujours l'expression des vrais besoins de l'organisme. Ces besoins sont déterminés par la constitution, l'âge et le genre de vie de l'individu. On sait que les personnes qui mènent une vie active, qui prennent beaucoup d'exercice, qui sont d'une constitution robuste, ou qui se trouvent dans l'âge du développement et de la croissance, mangent ordinairement plus que les individus qui sont d'une constitution débile, parvenus à l'âge mûr, ou qui ont des occupations sédentaires.

On conçoit aisément que toutes les causes extérieures qui activent la vitalité des organes et les déperditions du corps, tels que l'air de la campagne, les bains, etc., doivent également activer l'appétit. Il languit au contraire lorsque le corps reste dans un repos trop prolongé, ou qu'on respire habituellement un air malsain.

On conçoit encore que les personnes dont l'activité générale est modifiée par un changement d'occupations et de genre de vie, doivent changer de régime, afin que l'équilibre entre les déperditions du corps et les substances réparatrices ne soit point dérangé.

Boissons. — L'eau est la boisson la plus convenable dans les conditions ordinaires de santé; elle donne au corps de la vigueur et concourt puissamment au jeu des organes par l'élasticité et la souplesse qu'elle leur communique.

Les boissons spiritueuses, surtout les vins de liqueur et l'eau-de-vie, causent toujours de l'irritation. Il résulte, des observations faites par M. de Beaumont, que *l'action excessive et trop fréquente* des boissons fortes provoque sur la muqueuse de l'estomac l'éruption de taches rouges et de pustules, qu'elle altère les sucs digestifs et finit par en arrêter la sécrétion.

Ce qui rend ces boissons d'autant plus dangereuses, c'est que les désordres qu'elles amènent n'affectent pas tout d'abord la santé générale et qu'ils ne se révèlent parfois qu'au moment où la guérison n'est plus possible ou du moins ne s'obtient que très-difficilement.

Les vins rouges fortifient et donnent plus de ton que les vins blancs ; ces derniers, par leur action légèrement laxative, conviennent aux personnes que des occupations sédentaires disposent aux constipations. L'acide carbonique des vins mousseux, en relevant l'activité de l'estomac, vient en aide à la digestion d'un repas plus copieux que d'ordinaire.

On sait que la fraude livre à la circulation une boisson qui n'a du vin que le nom, ou qui du moins ne contient qu'une faible proportion de jus de raisin; le reste est un mélange affreux d'eau, d'alcool, de tan, de sel de plomb et de substances colorantes; ou bien encore un horrible liquide provenant d'une fermentation des couches ou lies qui ont fourni le cidre ou le vinaigre. Les suites de ces fabrications criminelles pèsent principalement sur les classes pauvres, mais toutefois elles s'étendent aussi aux vins de qualités supérieures, et l'on ne saurait trop se tenir en garde sous ce rapport.

Le café possède des qualités essentiellement excitantes, et en général il n'est utile qu'aux personnes qui ont une digestion paresseuse, ou après un repas plus copieux que d'habitude.

Abus des médicaments. — Pour terminer ce chapitre, nous signalerons à nos lecteurs l'abus des substances médicamenteuses comme une des causes les plus fréquentes de la faiblesse de l'estomac.

Les personnes atteintes de constipation, réplétion, etc., ont souvent la dangereuse manie de se médicamenter elles-mêmes, d'avaler à tout hasard des drogues dont elles ne connaissent ni la composition, ni les effets. Les purgatifs, dont l'usage est si répandu, peuvent par hasard amener un soulagement momentané ; mais à la longue ils deviennent nuisibles.

Par suite de l'emploi abusif des médicaments et des écarts habituels de régime, l'appétit naturel disparaît graduellement. La difficulté et la longueur des digestions indiquent la débilité de l'estomac ; il y a en outre une irritabilité toute caractéristique du système nerveux.

Par malheur on se trompe souvent sur la portée de ces symptômes. Les médicaments auxquels on s'obstine à recourir sans consulter un homme de l'art ne contribuent qu'à aggraver le mal.

Causes internes.

Nous avons déja signalé, dans la première partie de l'ouvrage, les sympathies qui existent entre les organes digestifs et l'économie en général.

Les bornes que nous avons dû nous imposer dans cette publication ne nous permettent point de traiter ici ce vaste sujet avec tous les développements qu'il comporte.

C'est ainsi que nous ne pouvons dire que quelques mots en passant des rapports qui existent entre les organes digestifs et les fonctions cutanées et urinaires. Un fait remarquable, c'est que toutes les fois que la sécrétion urinaire ou cutanée subit une diminution anormale, il y a, par contre-coup, augmentation morbide dans la sécrétion des liquides des voies digestives et de la bile: de là, surabondance biliaire, embarras muqueux ou acidité excessive dans l'estomac, etc.

Basé sur ces faits, nous guérissons beaucoup d'affections gastriques par le seul rétablissement des fonctions cutanées ou rénales, et sans qu'il soit nécessaire d'avoir recours à un *traitement direct*.

Nous insisterons davantage sur les rapports essentiels, qui sont ceux établis par la *circulation sanguine* et le *système nerveux*, parce que c'est principalement par leur intermédiaire que les fonctions de l'organisme exercent leur influence sur la digestion.

Circulation sanguine. *Excitations.*—L'axiome de Brawn : « *Ubi stimulus, ibi affluxus*, l'affluence accompagne l'irritation, » caractérise avec une concision admirable ces réactions qui, si elles s'étendent à l'ensemble du système sanguin, constituent la fièvre.

Ces réactions peuvent avoir pour point de départ un dérangement dans une partie quelconque de l'économie, et se porter sur les organes digestifs : de là, faiblesse d'estomac et manque d'appétit.

Si au contraire c'est l'estomac qui est primitivement attaqué, il en résulte des accidents secondaires dans l'organe sur lequel la congestion se concentre : bourdonnements, tintements d'oreilles, cécité, coup de sang, etc. Sans négliger les symptômes, c'est toujours l'affection primitive, quel qu'en soit le siége, qu'il faut s'attacher à combattre.

Quoique le diagnostic ne soit pas douteux, nous n'avons pas besoin de faire remarquer qu'il faut une perspicacité des plus profondes et des plus exercées, pour reconnaître si l'affection de l'appareil digestif est la cause ou l'effet du trouble qui existe dans quelque autre organe.

Ralentissement. — Par l'intermédiaire des vaisseaux sanguins, l'estomac a des rapports directs et intimes avec le foie, le cœur et les poumons. Le ralentissement de la circulation par suite d'obstruction dans un de ces organes, est souvent la cause de la faiblesse d'estomac, et même de troubles plus graves.

Par contre, disons-le ici en passant, la toux, les accès d'étouffement ou de palpitations de cœur, ne résultent fréquemment que des troubles survenus dans la circulation abdominale, par suite d'une affection de l'estomac. Le traitement se déplace en conséquence, parce qu'il doit toujours se diriger sur l'organe qui est la cause du ralentissement dans la circulation.

Système nerveux. *Excitations* — Après les réactions sanguines, ce sont surtout les excitations nerveuses qui doivent fixer notre attention. Ici encore, le traitement sera différent selon que l'affection est primitive ou secondaire, cause ou effet.

Ces faits nous expliquent pourquoi certaines affections de l'estomac résistent à tout *traitement direct*, parce qu'elles proviennent d'une excitation nerveuse qui prend sa source dans le dérangement d'un organe quelconque. Ce n'est qu'après avoir découvert le siége primitif de l'affection qu'on arrive à un résultat complet.

Influence du moral sur la digestion. — Chacun a pu se convaincre par l'expérience que le chagrin et les soucis paralysent l'appétit. dont l'énergie est stimulée au contraire par la gaieté et la bonne humeur. Cette influence de l'état moral tient à la corrélation intime et directe qui fait que les ébranlements des centres nerveux se communiquent aux organes de la digestion.

Voilà aussi pourquoi le travail de tête trop prolongé, les excès intellectuels, si l'on peut s'exprimer ainsi, débilitent l'estomac; toute contention d'esprit *pendant la digestion* est nuisible.

Le développement prématuré de l'intelligence

compromet l'intégrité des fonctions digestives. Le premier âge est avant tout l'époque de l'accroissement matériel : un corps robuste est la condition essentielle d'une puissante et forte intelligence. On sait que Newton, Goldsmith, Sheridan, Shakespeare, Byron, Scott, ne se distinguaient dans leur jeunesse que par leur paresse intellectuelle; en revanche, leur constitution physique se fortifia pendant ce sommeil de la pensée, tandis que des hommes d'un talent plus précoce, comme le Tasse par exemple, ont traîné plus tard une vie débile dans des souffrances continuelles, et sont morts dans un âge peu avancé.

Faiblesse nerveuse. Une certaine quantité de forces nerveuses est nécessaire pour déterminer un appétit énergique; c'est à leur affaiblissement qu'on doit attribuer l'engourdissement de l'appétit par suite d'une abstinence prolongée ou d'une grande fatigue.

Il arrive souvent dans la convalescence, après de longues maladies, que le système nerveux est affaibli au point que le convalescent ne se sent pas d'appétit, quoiqu'il y ait chez lui un besoin réel. Dans ces cas la privation de nourriture aurait les suites les plus fâcheuses, et on doit, en quelque sorte, forcer l'individu à manger. Cet état de langueur est souvent accompagné de légers mouvements fébriles qui peuvent faire croire à la continuation de l'affection primitive ; en réalité ils ne proviennent que de la faiblesse nerveuse et disparaissent bientôt par suite d'une diète fortifiante.

C'est surtout la nuit que se fait la nutrition du système nerveux : le sang y afflue en plus grande quantité et y séjourne plus longtemps. Si donc on prend le dernier repas peu de temps avant de se coucher, la nutrition des centres nerveux souffrira par suite du travail digestif, qui lui-même se fera incomplétement ; de là : digestions pénibles, insomnie, et le lendemain, abattement et indolence intellectuels.

MALADIES DE L'ESTOMAC.

Les maladies de l'estomac se présentent sous des formes différentes, selon qu'elles se rattachent :

A LA MEMBRANE MUQUEUSE.

I. — INFLAMMATION.

1° *Gastrite aiguë ;*
2° *Gastrite chronique.*

II. — ALTÉRATION DES SÉCRÉTIONS.

1° *Acidité anormale du suc gastrique;*
2° *Embarras muqueux ;*
3° *Fièvres gastriques.*

A LA MEMBRANE MUSCULAIRE.

III. — NÉVROSES.

1° *Dispepsies ;*
2° *Gastralgies.*

I. — INFLAMMATION DE LA MEMBRANE MUQUEUSE DE L'ESTOMAC.

1° Gastrite aiguë.

Cette forme de gastrite est extrêmement rare ; dans le cours de nos études, nous n'avons observé qu'un petit nombre de cas auxquels le nom de gastrite aiguë fût applicable, c'est-à-dire dans lesquels nous ayons trouvé un *ensemble complet* des symptômes caractéristiques de cette affection.

Causes. — Cette affection n'est déterminée que par des causes violentes qui agissent directement sur l'estomac, telles que : coups sur la région épigastrique ; ingestion de substances corrosives ou de boissons froides lorsqu'on a très-chaud. Toutefois nous avons vu aussi la gastrite aiguë survenir à la suite d'une répercussion subite de la transpiration, de la suppression des hémorrhoïdes ou des menstrues.

Symptômes. — Le commencement de la maladie est caractérisé par des frissons qui alternent avec une grande chaleur concentrée à l'intérieur ; mouvements fébriles très–intenses ; soif ardente et continuelle ; tension douloureuse et brûlante à l'épigastre ; la toux, l'éternuement, la respiration, le moindre mouvement et même le contact des draps du lit, y occasionnent de vives douleurs. Il y a en outre maux de cœur, nausées, hoquet douloureux, vomissements et constipation opiniâtre. Le pouls est petit, fréquent, dur, intermittent et inégal. Les muscles du visage sont affaissés, les membres froids et l'épuisement extrême. Bientôt s'établit le délire ; les douleurs à l'épigastre cessent, l'estomac et tout le bas-ventre se gonflent ; les vomissements persistent ; défaillances, convulsions et enfin la mort.

A l'autopsie on trouve la muqueuse de l'estomac injectée, ulcérée et gangrenée. On reconnaît par ces désordres que la gastrite aiguë amène très-promptement les plus graves lésions de l'organe. C'est là ce qui rend cette affection si dangereuse.

Quelquefois l'inflammation se termine par un abcès. Dans ce cas, les douleurs diminuent; mais la fièvre, l'anxiété et les maux de cœur persistent, et le malade éprouve une pesanteur à la région épigastrique. Si le pus s'épanche dans la cavité péritonéale, la mort survient en peu de temps, par suite de la péritonite aiguë qui en résulte. S'il s'épanche dans la cavité de l'estomac, il détermine des vomissements purulents : l'ulcère épuise d'ordinaire rapidement les forces du malade. Enfin le pus peut encore se frayer un passage dans le colon (selles purulentes, lientérie), dans le foie ou la rate; dans ces cas, une fièvre hectique s'empare du patient et finit par le conduire au tombeau.

Cette affection, nous le répétons, est extrêmement rare, et si de nombreuses observations en sont consignées par les auteurs, c'est qu'on l'a souvent confondue avec d'autres états morbides.

Lorsque les symptômes tels que la tension douloureuse à l'épigastre, les vomissements, etc., sont isolés; ils peuvent tout aussi bien se rattacher à un dérangement survenu dans un des organes environnants. Et en effet, dans plusieurs affections présentant l'un ou l'autre de ces symptômes, et que l'on avait traitées à tort comme gastrite aiguë, l'autopsie a prouvé que l'estomac était entièrement sain, tandis que le foie ou le pancréas étaient attaqués.

Les affections avec lesquelles on confond communément la gastrite aiguë sont: le choléra, la cardialgie, l'inflammation dans les muscles épigastriques et leur feuillet péritonéal, et l'inflammation dans le lobe gauche du foie.

Quant au choléra, nous ferons remarquer que les évacuations dont il s'accompagne ont lieu non-seulement par en haut, mais aussi par en bas ; la violence des vomissements se montre tout à fait indépendante de l'introduction des aliments ; les boissons ne provoquent pas la douleur brûlante aussi immédiatement ni au même degré.

La cardialgie se distingue de la gastrite aiguë par l'absence de la fièvre et de la soif ; l'ingestion des boissons et des aliments n'occasionne pas la douleur brûlante et caractéristique qui existe toujours dans la gastrite aiguë.

Ce qui dénote l'inflammation des muscles épigastriques et de leur feuillet péritonéal, c'est la tumeur *luisante* qui se moule sur la forme de ces muscles; en outre tous les symptômes ont bien moins d'intensité.

Enfin, dans l'hépatite on ne remarque pas dès le début cette véhémence qui est le caractère spécial de la gastrite aiguë; l'introduction des boissons et aliments n'est pas immédiatement suivie de douleur, anxiété et de vomissements; le pouls n'est pas aussi fréquent, ni aussi petit et contracté.

Chez un malade que nous avons eu occasion d'observer à l'hôpital de la Charité, à Berlin, la maladie dura quatre jours; elle s'était déclarée à la suite d'une tentative d'empoisonnement avec le sulfate de cuivre. Chez un autre patient que nous vîmes à Londres, la gastrite avait été occasionnée par des glaces et de l'eau frappée, que le malade avait prises après une course fatigante, pendant une chaude journée d'été. Elle dura sept jours.

Traitement. — Le malade qui avait tenté de s'empoisonner fut saigné deux fois. On n'administra que quelques potions gommeuses et albumineuses opiacées, qui étaient rejetées aussitôt ; des lavements purgatifs laudanisés provoquèrent quelques selles ; il y eut soulagement ; mais les symptômes reprirent bientôt le dessus : l'action du poison avait été trop prolongée pour laisser aucun doute sur l'issue de la maladie.

Deux larges saignées furent également pratiquées sur l'autre sujet ; pour boisson : dissolution gommeuse qu'il rejetait le plus souvent ; frictions ammoniacales et vésicatoire à l'épigastre. Vers le sixième jour il y avait du mieux ; mais dans la nuit suivante, les symptômes reprirent leur première intensité, et le malade succomba le surlendemain.

Malheureusement on avait négligé de donner des lavements purgatifs opiacés qui étaient pourtant indiqués. (Le patient n'avait pas été à la garde-robe depuis huit jours.) Nous sommes convaincus que si l'on avait eu recours à l'usage de ces lavements, leur effet laxatif et calmant aurait fixé la direction favorable que la maladie avait prise sous l'influence des autres moyens. C'est à l'usage de ces lavements que nous attribuons la solution heureuse que nous avons obtenue dans quelques cas analogues.

L'expérience nous a démontré que le traitement de la gastrite aiguë par les vésicatoires convient spécialement lorsqu'elle est la suite d'une affection cutanée répercutée. Dans ce cas, la fièvre est moins intense, la peau moins rouge et moins brûlante.

OBSERVATION. — En passant par Rouen, nous avons eu occasion de traiter une gastrite aiguë survenue à la suite de la disparition d'un érysipèle de la face. Le sujet était un commis voyageur, âgé de 35 ans et d'une constitution lymphatique. Ce cas différait des deux précédents, en ce que la fièvre était moins intense et qu'il y avait une faiblesse générale extrême; la peau était moins rouge et il y avait peu de chaleur. Un symptôme tout particulier, c'est que la bouche et le gosier étaient entièrement couverts de petits ulcères aphteux.

Dans ces conditions, il eût été imprudent de pratiquer la saignée : application à la région épigastrique de quelques ventouses scarifiées, puis un large vésicatoire ; lavements avec une forte décoction de tamarin et de quinquina à laquelle nous avions joint une certaine dose de camphre. Par suite de notre départ, nous n'avons pu suivre toutes les phases de la maladie, ni par conséquent l'effet du traitement. Toutefois, il y avait déjà une amélioration assez notable, la chaleur de la peau était revenue, et la moiteur générale présageait une solution favorable. Nous avons appris depuis le rétablissement complet de ce malade. Un fait remarquable, c'est qu'il était survenu, dans une périphérie d'environ quinze centimètres autour du vésicatoire, une rougeur érysipélateuse qui persista plus de cinq semaines après l'entière guérison ; cette rougeur se dissipa peu à peu et finit par disparaître.

2° Gastrite chronique.

La gastrite chronique, bien plus fréquente que la précédente, présente deux périodes bien distinctes ; elle débute par l'inflammation de la muqueuse, et puis, l'ulcération s'établit si les progrès de la phlegmasie ne sont pas arrêtés à temps.

Causes. — Les causes les plus ordinaires de cette affection sont les écarts habituels de régime ; l'abus des liqueurs fortes, des épices ; répercussion de la transpiration, des hémorrhoïdes ou des menstrues ; violentes émotions morales souvent répétées.

Dans la gastrite chronique, le danger provient de l'obscurité des symptômes et de la dificulté de les reconnaître. L'inflammation est souvent tellement latente, qu'elle peut même aboutir à un ulcère, sans que ses ravages soient accusés par des indices très-marqués.

Symptômes. — Voici les indices les plus ordinaires qui signalent le début de cette affection : digestions laborieuses, longues et accompagnées de renvois aigres et brûlants ; sensation de pesanteur à la région épigastrique qui est douloureuse à la pression ; vomissements ; amaigrissement.

Ces divers symptômes se présentent, du reste, dans des combinaisons très-variées sous le rapport de l'intensité et de la durée ; ils surviennent souvent à intervalles irréguliers ; les douleurs s'étendent quelquefois jusqu'à la région du dos qui correspond à celle de l'estomac ; souvent elles manquent absolument, et il n'y a qu'une sensation de chaleur qui survient dès l'introduction des aliments et persiste durant toute la digestion.

Quel que soit au reste le degré d'intensité et de durée de ces symptômes, ils surviennent immédiatement après le repas et disparaissent ou s'affaiblissent aussitôt que l'estomac est vide. Ce fait tout caractéristique, est comme nous le verrons plus tard un précieux critérium à l'aide duquel on distingue les affections inflammatoires des autres maladies de l'estomac.

Tantôt l'appétit manque, tantôt il est normal ; quelquefois, par suite d'une surexcitation morbide, il est plus actif que d'habitude. Parmi les malades que nous avons guéris de cette affection, il y en avait qui étaient sujets à une faim canine.

Les vomissements surviennent tantôt régulièrement après l'ingestion des aliments, tantôt ils n'ont lieu qu'accidentellement, ce qui fait qu'on les attribue à des écarts de régime ou à d'autres causes passagères. Les vomissements sont un signe d'autant moins certain, qu'ils peuvent aussi bien dépendre d'une affection du foie, du pancréas, de la rate et d'autres viscères de l'abdomen.

L'aspect des matières vomies nous fournit un indice certain du degré de développement que peut avoir pris la maladie. Elle est dans sa première phase, si le patient ne vomit que des substances alimentaires plus ou moins digérées; lorsqu'elles sont entremêlées de matières purulentes, sanieuses, c'est une preuve que l'ulcération s'est déjà établie.

Cette perfide maladie ne fait de si nombreuses victimes que parce que, ainsi que nous l'avons déjà fait remarquer, elle poursuit parfois le cours de ses ravages, sans que les symptômes soient assez marqués pour donner de l'inquiétude au malade; tout se borne à une sensation de malaise au creux de l'estomac après l'ingestion des aliments, sensation qui persiste pendant la digestion et disparaît lorsqu'elle est achevée. C'est tout au plus si on se croit atteint de quelque affection nerveuse, et l'on s'endort dans une sécurité funeste, jusqu'au moment où la perforation de l'estomac ou d'un vaisseau par l'ulcère amène la mort subitement par l'hémorrhagie ou la péritonite aigue qui en résulte.

OBSERVATION. — Nous avons été appelé, il y a quelques années, en consultation pour une domestique, jeune personne dans la force de l'âge, qui avait conservé jusqu'alors l'apparence d'une brillante et robuste santé ; seulement, après chaque repas, elle se plaignait d'une sensation obscure de plénitude et de pesanteur à la région épigastrique ; cet indice avait été complétement négligé.

Le mal qui avait miné lentement la patiente éclata avec une espèce de fureur contre laquelle vinrent échouer tous les moyens de l'art : douleurs violentes de l'abdomen, maux de cœur, vomissements opiniâtres. Trois larges saignées faites dans la journée, l'emploi de lavements purgatifs, etc., n'avaient amené aucun soulagement. Au moment où nous vîmes la malade, le ventre était gonflé, douloureux et très-tendu; le pouls fréquent et petit ; elle vomissait tout ce qu'elle prenait et mourut enfin, dix-huit heures après le commencement de l'accès.

Autopsie. — La cavité péritonéale contient du gaz et une grande quantité d'un liquide brun clair ; le péritoine est enflammé et couvert d'une couche couenneuse et purulente ; perforation ulcéreuse en forme d'entonnoir au milieu de la petite courbure de l'estomac. Les membranes de cet organe ont, tout autour de la perforation et dans une périphérie de 10 à 12 centimètres, une épaisseur de 5 centimètres environ.

Cette observation, qui n'est pas la seule que nous ayons été à même de faire, prouve à quel point la gastrite chronique peut être lente dans son développement, et on comprend combien il importe que le médecin s'attache à démêler et apprécier les moindres indices de cette terrible maladie.

L'*amaigrissement progressif* est en général le symptôme le plus constant ; si léger et peu sensible qu'il puisse paraître, et pour peu qu'il soit accompagné d'un des symptômes locaux énumérés plus haut, on est en droit d'en inférer *avec certitude* qu'il y a gastrite chronique. Si l'amaigrissement date de loin, c'est un indice que l'ulcération s'est établie.

L'observation que nous venons de citer est, à cet égard, tout à fait exceptionnelle : l'amaigrissement était peu prononcé. D'ordinaire ce symptôme existe toujours et nous pourrions citer beaucoup d'observations dans lesquelles il était le seul indice saillant de la maladie. Nous nous bornerons aux deux suivantes, remarquables par l'étendue des ravages auxquels la gastrite chronique avait abouti.

OBSERVATION. — Une dame âgée de 43 ans avait pour médecin habituel un homme de talent, d'une grande expérience et qui jouissait de toute sa confiance. Madame de F..... vivait avec son fils et sa belle-fille, dont nous étions le médecin. Cette circonstance nous mit à même d'observer la malade pendant près de quatre ans.

Lorsque nous vîmes madame de F..... pour la première fois, elle jouissait d'une santé complète. Environ deux ans après, survinrent des maux de tête, une toux légère qui augmentait et devenait plus sèche après les repas; il y avait en outre une irrégularité et diminution notable de la menstruation. Ces symptômes furent attribués par son médecin à l'âge critique. En effet, ce diagnostic parut confirmé ; car, au bout de sept à huit mois ils disparurent entièrement, à la suite de la cessation complète des menstrues.

Mais dès ce moment l'appétit diminua et les digestions étaient accompagnées d'une sensation de gonflement et de tension dans toute la région épigastrique. Ces accidents étaient toutefois si légers, que le médecin ne fut consulté que pour la forme. De son côté le praticien n'y attacha point d'importance. Nous-mêmes, nous ne pensions pas alors qu'il y eût des indices suffisants pour pouvoir admettre l'existence d'une affection grave de l'estomac.

Cependant la disparition définitive des règles était prématurée, et comme les symptômes survinrent immédiatement après, si légers qu'ils fussent, ils durent éveiller notre attention. Nous pensâmes qu'il serait prudent de poser quelques sangsues au fondement, de donner de temps à autre quelques faibles doses d'*aloès* pour activer les garde-robes et procurer en même temps un effet dérivatif. Madame de F... se conforma aveuglément aux conseils de son médecin et ne suivit aucune de ces prescriptions.

Neuf mois se passèrent ainsi sans changements notables ; il se déclara alors un amaigrissement, peu sensible d'abord, mais *progressif*. Dès lors, notre opinion fut fixée et nous la soumîmes au médecin de madame de F..., lequel ne crut pas devoir la partager. On convoqua en consultation quelques médecins réputés de la capitale, qui prononcèrent, d'un avis unanime, que madame de F ...était atteinte d'une phthisie latente. Il est vrai que les signes qui révélaient la gastrite étaient faiblement accusés ; le diagnostic offrait d'autant plus de difficultés, que la maladie était pour ainsi dire voilée par la toux qui était le symptôme dominant.

Madame de F... continuait à sortir, assistait aux repas, l'appétit se soutenait. Toutefois, il y avait une extrême maigreur ; des défaillances survenaient irrégulièrement et quelques symptômes, peu graves en apparence, accompagnaient les digestions ; lorsqu'un soir, en sortant de table, madame de F... se laissa tomber dans un fauteuil en poussant un cri ; ses traits contractés, ses yeux hagards, toute l'expression de sa physionomie, trahissaient les plus cruelles souffrances ; la patiente ne pouvait exprimer ce qu'elle éprouvait qu'en indiquant du geste la région épigastrique ; elle était hors d'état de proférer une parole.

L'abdomen était dans toute son étendue d'une sensibilité extrême au toucher, pouls fréquent et petit, violents vomissements, sueurs froides sur tout le corps. Vers le milieu de la nuit le ventre se tuméfia, devint tympanique ; pouls à peine sensible, intermittences fréquentes. La malade mourut vers quatre heures du matin.

Comme on croyait à un empoisonnement, l'autopsie fut faite le surlendemain. Ce qu'elle révéla dépassa, nous l'avouons, nos prévisions. Nous nous attendions bien à une altération organique ulcéreuse de l'estomac ; mais la vaste étendue de cette désorganisation ne laissa pas que de nous étonner, surtout quand nous la comparions avec les faibles symptômes locaux observés pendant tout le cours de la maladie. Sous ce rapport, l'observation suivante est encore plus remarquable.

Observation. — A l'hôpital de Saint-Barthélemy, à Londres, nous avons vu une malade qui depuis quinze mois éprouvait *un peu de malaise après le repas ;* il y avait en outre quelques vomissements et de légères douleurs au côté gauche. Quoique l'appétit fût normal, *l'amaigrissement était extrême,* la patiente dépérissait de jour en jour et mourut dans un état de marasme complet. *Autopsie.* La paroi antérieure de l'estomac était *entièrement détruite,* les bords de cette énorme perforation étaient agglutinés aux parois de l'abdomen, adhérence qui avait empêché l'épanchement.

Un fait frappant dans cette observation, c'est que la patiente n'avait éprouvé aucune douleur à la pression sur la région épigastrique ; la seule chose qu'elle indiquât lorsque nous la palpions, c'était une sensation de vide au creux de l'estomac et un arrêt momentané de la respiration analogue à celui que l'on éprouve sur une balançoire lancée très-haut.

La gastrite chronique, dans sa première période, s'accompagne quelquefois d'une toux sèche qui lui donne les apparences de la phthisie latente*;* les plus habiles praticiens sont exposés à s'y tromper ; nous en avons un exemple dans la première des deux observations qui précèdent. Notre journal en contient en outre un certain nombre et entre autres la suivante :

Observation. — Le malade était un ouvrier portefeuilliste, âgé d'une trentaine d'années ; nous avons été appelé à lui donner des soins, il y a peu de temps. Deux ou trois mois auparavant, le jeune homme avait commencé à perdre ses forces et à maigrir ; la région épigastrique était sensible au toucher ; par fois il y avait des vomissements après le repas. Au bout de deux mois, survint une toux fréquente, sèche et sans expectoration.

C'est dans ces conditions qu'il était entré à l'hôpital de la Charité d'où il fut renvoyé trois semaines après ; les médecins avaient déclaré qu'il était attaqué d'une phthisie incurable. Un de ses parents, que nous avions guéri d'une inflammation chronique très-opiniâtre des intestins, nous appela auprès du malade. Nous le trouvâmes à peu près avec les symptômes énoncés ci-dessus ; l'amaigrissement et la faiblesse étaient extrêmes, la démoralisation complète.

L'examen de la poitrine ne nous révéla aucun des signes habituels de la phthisie. A la vérité, la respiration était fréquente et comme saccadée ; mais la percussion fournissait partout une résonnance normale, et comme la toux était plus fréquente et plus sèche après le repas, le diagnostic ne fut plus douteux pour nous ; *il était évident que la prétendue phthisie pulmonaire n'était qu'une inflammation chronique de l'estomac, heureusement encore dans sa première période.*

Le traitement fut dirigé dans ce sens : régime de laitage, lavements de tabac, vésicatoires volants et frictions stibiées. Dès le lendemain il y eut une amélioration notable. Au bout de quinze jours les forces étaient revenues ; le patient put se lever. Nous jugeâmes convenable de cesser les médicaments tout en maintenant le régime. La convalescence fut courte, l'embonpoint revint rapidement, et six semaines après le commencement du traitement, le malade reprit ses occupations.

La toux est sans doute un symptôme qui peut donner le change ; toutefois, ainsi que nous venons de le voir dans l'observation précédente, lorsque la toux montre plus d'intensité et qu'elle est plus sèche, plus *cassante* immédiatement après le repas, on est en droit d'en conclure que c'est l'estomac qui souffre et non l'appareil respiratoire, en un mot, que c'est une *toux gastrique.*

Diagnostic de l'ulcération. — Le signe le plus certain par lequel s'annonce l'ulcération, c'est la *douleur fixe* que le malade accuse lorsqu'on palpe la région épigastrique. Cet indice ne manque que très-rarement ; l'avant-dernière observation nous fournit néanmoins un exemple où, malgré l'énorme désorganisation qui existait, la malade n'éprouvait qu'une *sensation de vide.* Dans tous les cas, la palpation ne peut fournir des preuves certaines d'ulcération que lorsque le siége de l'ulcère est à la paroi antérieure de l'estomac ; toutes les fois qu'il a attaqué la paroi postérieure, ou toute autre partie qui n'est pas en rapport direct avec la région antérieure de l'abdomen, la palpation ne fournit aucune donnée précise.

Ainsi que nous l'avons déjà dit, on reconnaît encore qu'il y a ulcération, lorsque les matières vomies ou rendues par les gardes-robes contiennent du pus ; plus elles sont purulentes, plus l'ulcération est étendue.

On peut encore conclure qu'il y a ulcère, par l'ancienneté de l'affection et le progrès de l'amaigrissement.

Nous avons eu occasion d'observer, dans trois cas de gastrite chronique très-anciens, un symptôme particulier provenant de l'excessive irritabilité de l'estomac ulcéré. Les malades ne vomissaient pas, mais ils rendaient presque immédiatement par les selles ce qu'ils avaient pris. Du reste les désorganisations de l'organe étaient palpables à la région épigastrique, et ces malades, arrivés au dernier degré de marasme, ne tardèrent pas à succomber. L'affection avait été trop longtemps négligée, et s'était développée à un point qui ne laissait plus aucun espoir.

Nous verrons plus bas que le même symptôme peut se produire, lorsque, par suite de la perforation de l'ulcère, une communication anormale s'est établie entre l'estomac et la cavité intestinale.

Ce n'est pas l'étendue, mais la profondeur de l'ulcération, qui en constitue le danger. Les malades peuvent vivre très-longtemps avec un ulcère d'une grande étendue, tant qu'il reste à la surface, parce que la mort ne survient alors que par suite de l'épuisement graduel des forces : tandis qu'il suffit d'un ulcère de la grandeur d'une lentille pour amener subitement le terme fatal par la perforation de l'estomacou d'un vaisseau sanguin ; dans le premier cas il y a un épanchement dans la cavité péritonéale, d'où résulte une péritonite aiguë toujours mortelle ; dans le second cas, le malade est promptement emporté par une hémorrhagie foudroyante.

Lorsque la portion lésée de l'estomac est adhérente en haut avec le diaphragme, la perforation est suivie d'une pleurésie aiguë ou d'une phthisie pulmonaire, qui finit presque toujours par emporter le malade. Si l'adhérence s'est formée avec le canal intestinal, les aliments s'épanchent dans sa cavité et sont évacués par les garde-robes sans avoir été digérés.

Nous avons assisté à l'autopsie d'une personne qui, pendant les quatre derniers mois de sa vie, rendait presque immédiatement par les selles tout ce qu'elle buvait ou mangeait. Elle était morte dans un marasme complet. La section dévoila un large ulcère à la grande courbure de l'estomac ; il y avait adhérence sur ce point avec le gros intestin, que l'ulcère, après avoir rongé les parois stomacales, avait attaqué et perforé à son tour ; il s'était ainsi établi entre la cavité de l'estomac et du gros intestin une voie de communication assez large, par laquelle passaient les aliments et les boissons.

Il est très-difficile de diagnostiquer avec précision le degré de gravité auquel l'ulcère est arrivé. Dans une gastrite chronique invétérée, la perforation est toujours imminente, le malade est constamment dans le plus grand danger, et la mort arrive parfois subitement au moment où l'on s'y attend le moins.

Ce n'est que *dans la première période* qu'on *a la certitude de guérir la gastrite chronique*. Lorsque l'ulcération s'est déclarée, la guérison n'est pas impossible, mais le succès du traitement est bien moins certain.

Un point capital, c'est donc de *diagnostiquer l'affection à temps*, ce qui malheureusement, ainsi que nous l'avons déjà vu, offre souvent de grandes difficultés lorsqu'on n'a d'autre guide que des symptômes peu prononcés et indirects.

Que le lecteur veuille donc bien nous permettre de récapituler et de grouper dans un résumé rapide les *signes caractérisques des deux périodes* de la gastrite chronique.

1° *Vomissements après le repas*. Ces vomissements soulagent aussitôt le malade ; ils manquent quelquefois, mais rarement ; s'ils sont purulents, il y a ulcération. Les matières rejetées par les garde-robes peuvent aussi dénoter l'ulcération par le pus qu'elles contiennent.

2° *Douleurs* ou seulement *sensation de malaise* ou de *pesanteur* à la *région de l'estomac*. Elles surviennent *régulièrement et immédiatement après le repas, persistent pendant la digestion, et cessent aussitôt qu'elle est terminée.*

Il y a *ulcération*, lorsque ces sensations *sont fixes* et *circonscrites à la même place*. Le diagnostic est d'autant plus certain, que ces sensations se prononcent davantage lorsque l'on palpe la région épigastrique.

3° L'*amaigrissement* et le *déclin des forces* sont

les caractères les plus généraux de la gastrite chronique; ils en sont parfois les seuls indices dominants. Lorsque ces symptômes sont anciens et prononcés, c'est un signe certain que l'ulcération s'est établie.

TRAITEMENT DE LA GASTRITE CHRONIQUE — Le traitement de la gastrite chronique diffère selon la cause de la maladie et la période où elle se trouve. L'origine de la phlegmasie influe ici, plus que dans toute autre affection, sur le choix des moyens curatifs.

Le traitement dans la première période doit être *tout externe*; les moyens *internes* irritent tous plus ou moins et aggravent l'inflammation. Dans la deuxième période au contraire, l'inflammation ayant diminué, les médicaments internes sont indiqués pour cicatriser l'ulcération.

Une des causes principales qui font échouer si souvent le traitement, c'est qu'on ne distingue pas les deux périodes. Par l'usage inopportun dans la première période des moyens internes, l'inflammation s'exaspère, et aboutit plus rapidement à l'ulcération; la terminaison est alors presque toujours funeste.

Traitement de la première période. — L'indication essentielle dans la première période est de combattre l'inflammation par les émissions sanguines.

Nous ne faisons un large usage de la saignée que chez les individus jeunes et robustes; chez les personnes d'une constitution plus faible, nous avons recours aux sangsues ou ventouses scarifiées à l'épigastre. En général il vaut mieux ne tirer que peu de sang à la fois et réitérer l'émission plus souvent; on risque moins d'épuiser les forces, et l'inflammation n'en est pas moins combattue avec efficacité.

Lorsque l'application des sangsues à l'épigastre reste sans effet, nous les faisons poser à l'anus. Ce moyen convient surtout lorsque l'affection est survenue à la suite de la suppression des hémorrhoïdes ou des menstrues.

Parmi les nombreuses observations consignées

dans notre journal, la plus remarquable est celle que nous avons faite sur un professeur polonais réfugié à Paris. Les saignées, sangsues, ventouses scarifiées à l'épigastre, vésicatoires, etc., n'avaient amené aucune amélioration. Quelques années auparavant, le malade avait eu une atteinte de gastrite à la suite d'une suppression du flux hémorrhoïdal ; celui-ci s'étant rétabli de lui-même, l'affection gastrique avait disparu. Cette fois-ci, les hémorrhoïdes n'avaient pas été supprimées, toutefois elles coulaient en petite quantité. Guidé par cette indication, et malgré l'état de faiblesse du malade, nous prescrivîmes l'application de douze sangsues à l'anus, dans le but d'activer l'écoulement sanguin et d'amener ainsi une dérivation salutaire. Les symptômes s'améliorèrent dès le lendemain; les vomissements cessèrent et nous pûmes palper la région de l'estomac sans que le patient accusât une sensation douloureuse. Trois autres applications de sangsues faites chacune à deux jours d'intervalle suffirent pour rétablir le malade complétement. Pourtant, lorsque le flux hémorrhoïdal se dérange ou a lieu en moins grande abondance que d'habitude, il éprouve encore à l'instant même des embarras gastriques qui cessent par l'usage de limonade tartrique et l'application de quelques sangsues au fondement.

L'application des sangsues à l'anus dans la gastrite chronique n'est pas seulement indiquée dans le cas où la maladie se lie au dérangement des hémorrhoïdes ; elle convient toutes les fois que l'affection coïncide avec le commencement de la menstruation chez les jeunes filles et la terminaison de cette fonction chez les femmes arrivées à l'âge critique.

Après les émissions sanguines, l'indication la plus importante est de faire dériver l'inflammation sur la peau par les exutoires. Parmi ces derniers, les vésicatoires nous ont toujours donné les résultats les plus satisfaisants. Toutefois, les vésicatoires larges et à demeure produisent peu d'effet, le malade s'habituant facilement à cette nouvelle sécrétion. Il en est de même des cautères, sétons et moxas. Pour obtenir la dérivation utile, il faut que l'excitation soit fréquemment répétée. Le diamètre des vésicatoires que nous faisons poser n'excède pas deux centimètres. On n'en applique qu'un seul à la fois; dès que l'action vésicante est produite, nous faisons procéder à l'application d'un nouveau vésicatoire, et ainsi de suite jusqu'à ce que l'amélioration se soit prononcée.

Les résultats de ce procédé sont vraiment remarquables, et nous avons vu dans un grand nombre de cas, les symptômes céder au fur et à mesure de leur application.

Concurremment avec les vésicatoires, nous employons les frictions à l'épigastre avec la pommade stibiée, matin et soir, dans une étendue d'une pièce de 5 francs à peu près. C'est là un puissant dérivatif. Lorsque l'éruption des boutons est amenée sur un point à son entier développement, nous reportons les frictions sur un endroit contigu de même grandeur, elles sont ainsi promenées successivement sur toute la surface épigastrique.

Les bains de vapeur sont le dérivatif le plus énergique, toutes les fois que la gastrite chronique est accompagnée de douleurs rhumatismales dans les membres ou qu'elle a été précédée de refroidissement, de suppression de la transpiration des pieds et des aisselles, surtout lorsque ces transpirations étaient habituelles.

Dans des cas où tous les autres moyens avaient échoué, les bains de vapeur ont suffi pour déterminer une guérison complète en très-peu de temps. Nous n'avons que deux observations où ils ne furent suivis d'aucun résultat; il est vrai qu'ils n'avaient pas satisfait à l'indication de rétablir la transpiration des pieds, qui, habituellement très-abondante chez les deux malades, avait été supprimée. Nous conseillâmes alors des frictions aux pieds matin et soir, avec de l'essence de térébenthine et de l'eau-de-vie vieille chauffée à 50° *centigrades*. Après chaque friction : cataplasmes de farine de lin mêlée avec 1/4 de livre de farine de moutarde, appliqués très-chauds et changés tous les quarts d'heure. La transpiration se rétablit abondamment dès le premier jour chez l'un des patients. Chez l'autre, elle ne revint qu'au bout de trois jours, pendant lesquels on avait contiuné l'emploi des moyens indiqués. L'amélioration fut pour ainsi dire instantanée et persista jusqu'à entière guérison qui, contre toute attente arriva plus tard chez le premier malade dont la transpiration avait été plus facile à rétablir ; l'affection était à la vérité plus ancienne.

Un point de la plus haute importance dans le traitement, c'est de régler les évacuations alvines. La plupart des purgatifs sont dangereux par l'irritation qu'ils occasionnent. L'huile de ricin est le seul que nous prescrivions lorsque les lavements ne suffisent pas pour obtenir la régularité des garde-robes; mais d'ordinaire ces derniers remplissent parfaitement l'indication, pourvu qu'ils soient convenablement composés. Les lavements émollients ne conviennent pas ; ils relâchent le gros intestin et finissent par constiper. Nous avons vu un grand nombre de personnes qui, pour en avoir fait usage, avaient contracté une constipation opiniâtre. D'un autre côté, les lavements trop excitants peuvent occasionner une irritation intestinale qui compliquerait l'affection primitive. Ceux que l'expérience nous a démontré être les plus convenables sont composés d'une infusion de séné (8 grammes sur 500 grammes d'eau) à laquelle on ajoute 40 grammes de sulfate de soude ou de magnésie, et 30 grammes de miel mercuriale. On doit les prendre le matin, parce qu'à cette époque de la journée il y a une propension naturelle à l'évacuation, qui se fait alors avec moins d'irritation.

Chez les personnes très-nerveuses et lorsque les douleurs d'estomac sont très-vives, nous faisons composer les lavements avec une infusion de feuilles de nicotiane (2 grammes sur 150 grammes d'eau) et 15 à 20 gouttes de laudanum de Sydenham ; il est rare qu'alors les douleurs ne soient pas calmées ; si elles persistent, nous diminuons la dose de nicotiane (1 gramme de feuilles, 250 grammes d'eau et 12 gouttes de laudanum), et on prend les lavements d'heure en heure ; les douleurs cessent ordinairement lorsqu'il survient des vertiges ; dans tous les cas ce symptôme indique le terme où il faut cesser. Ces lavements aident souvent l'action des bains de vapeur dont il a été parlé plus haut, en provoquant des maux de cœur ordinairement suivis de l'éruption d'une transpiration générale.

Observation. Nous avons eu en traitement une jeune personne qui, au sortir d'un bal où elle avait beaucoup dansé, s'était trouvée exposée à un air froid et brumeux. Dans la même nuit, elle fut prise de frissons ; le lendemain : céphalalgie, malaise, abattement général, étouffements et serrements dans la région épigastrique, qui du reste n'était nullement douloureuse au toucher. Nous prescrivîmes des boissons sudorifiques, un bain de pied sinapisé et une diète absolue. Les maux de tête cédèrent et la malade semblait rétablie. Environ cinq semaines après elle commença à éprouver une sensation de pesanteur au creux de l'estomac après les repas ; cette sensation cessait à la suite des vomissements qui survenaient quelquefois. La partie gauche de la région épigastrique était alors sensible au toucher ; il y avait en outre un amaigrissement peu marqué ; la peau était sèche. Le danger était imminent, il n'y avait pas de temps à perdre ; nous commençâmes un traitement actif. La jeune personne étant d'un tempérament sanguin, nous pratiquâmes une forte saignée ; le lendemain, application de 25 sangsues à l'épigastre ; diète sévère ; pour boisson, du lait coupé avec partie égale de petit lait ; le surlendemain, nouvelle saignée moins abondante que la première ; application successive de petits vésicatoires à l'épigastre ; bains de vapeur tous les deux jours ; faibles émissions sanguines, répétées tous les quatre à cinq jours. Ce traitement énergique, continué pendant 15 jours, ne produisit pas d'abord tous les résultats que nous en attendions : l'amélioration des symptômes fut incomplète et pour ainsi dire stationnaire. L'effet des bains de vapeur n'ayant pas été satisfaisant, nous les fîmes prendre à une température plus élevée et précédés de lavements d'infusion de tabac (*voyez plus haut*). Après le cinquième lavement, survinrent des maux de cœur, qui furent bientôt suivis d'une transpiration générale et abondante ; l'effet fut instantané : il y eut un mieux très-prononcé. Trois autres lavements furent administrés le lendemain ; puis on n'en donna plus qu'un seul tous les deux jours. A mesure que la peau reprenait et conservait sa moiteur, les symptômes gastriques s'amélioraient ; ils finirent enfin par disparaître complétement. La jeune personne, qui s'est mariée depuis, jouit jusqu'à ce jour d'une santé parfaite.

Pour que les prescriptions thérapeutiques que nous avons indiquées jusqu'ici soient suivies de succès, il est essentiel de les combiner avec un régime particulier. Le laitage et les farineux, ainsi que nous l'avons déjà vu dans les observations précédentes, sont les seuls aliments convenables. Cette alimentation exclusive suffit souvent, dans le début de l'affection, pour amener une amélioration immédiate et parfois la guérison complète.

Observation. — Nous fûmes appelé, il y a quelques mois, à donner des soins à une dame qui, quoique jeune encore, était réduite à un état de faiblesse, d'amaigrissement et de débilité générale extraordinaire. Son médecin, qui la croyait atteinte de phthisie, avait employé les palliatifs ordinaires : vins généreux, régime fortifiant, rien n'y faisait; la toux et l'amaigrissement persistaient. Le médecin conseilla le climat de Nice : ce conseil équivaut habituellement à une sentence de mort. La position de fortune de la malade ne lui permettait pas de faire le voyage. Nous fûmes appelé en désespoir de cause.

L'examen scrupuleux et approfondi du cours de l'affection et de l'état de santé antérieur de la malade nous fit reconnaître que, depuis environ dix mois, elle éprouvait souvent après ses repas *une pression circulaire qui enserrait la région épigastri-*

que et les deux côtés; cette sensation se communiquait à la poitrine et cessait immédiatement lorsqu'il survenait des vomissements. La toux et l'amaigrissement s'étaient manifestés deux mois après l'invasion de ces symptômes; d'ailleurs, l'auscultation et la percussion ne nous fournirent aucun indice de phthisie.

Nous nous crûmes autorisé à inférer de toutes ces observations, qu'il existait une inflammation chronique de l'estomac et qu'elle avait été entretenue et développée par le régime fortifiant et excitant qui avait été suivi. Dans l'état de dépérissement où se trouvait la patiente, pratiquer la saignée, c'était la tuer; les vésicatoires mêmes pouvaient devenir dangereux.

Une dernière ressource nous restait : c'était le régime. Sous ce rapport, nous suivîmes une voie directement opposée à celle où était entré notre prédécesseur : plus de vin de Bordeaux, plus de nourriture substantielle; des potages de tapioca, d'arow-root au lait, etc., et pour boisson du petit lait mêlé avec partie égale de lait ordinaire. La famille eut grand'peine à adopter ce changement qui paraissait s'accorder si peu avec les indications que présentait l'état de la malade. Toutefois sa position était désespérée, toutes nos prescriptions furent exécutées comme par acquit de conscience; l'étonnement fut grand, lorsque l'on vit la patiente, qu'on s'attendait à voir expirer d'un jour à l'autre, se lever sur son séant au bout de huit jours. Quinze jours après, elle put rester assise sur une causeuse pendant quelques heures, sans éprouver de fatigue. Deux mois plus tard, entier rétablissement. Aujourd'hui, l'état de la santé est encore des plus satisfaisants.

Les résultats heureux que nous avons presque toujours obtenus par notre méthode de traitement nous autorisent à regarder la gastrite chronique comme une maladie *qu'on peut guérir avec certitude, pourvu qu'elle n'ait pas dépassé sa première période.* Lorsque l'ulcération s'est établie, le pronostic est bien moins favorable; mais la guérison n'est pas impossible, comme l'ont avancé à tort certains praticiens. Nous pourrions citer de nombreuses observations à l'appui de notre assertion. Et, au surplus, combien de fois n'avons-nous pas remarqué des cicatrices d'ulcères dans l'estomac de personnes mortes d'une maladie toute différente et dont nous avions l'occasion de faire l'autopsie, et qui toutes avaient évidemment été atteintes d'une gastrite chronique à une époque plus ou moins éloignée.

Ces faits prouvent d'une manière victorieuse que les lésions ulcéreuses de l'estomac peuvent guérir par la cicatrisation; aussi c'est là le but principal auquel doit tendre le traitement.

Traitement de la seconde période. — Les moyens indiqués pour la cure de la gastrite, dans sa première période, conviennent également lorsque l'ulcération s'est déclarée. Toutefois, l'état général du malade s'oppose alors aux émissions sanguines, sauf quelques cas exceptionnels où elles restent indiquées; cela a lieu lorsque l'inflammation primitive persiste ou lorsqu'elle reparaît après un certain intervalle. Du reste, ces saignées seront toujours très-faibles, il vaut mieux les répéter si cela est nécessaire.

Mais ce à quoi il faut s'attacher avant tout, *c'est d'agir directement sur la plaie* par des *agents théra-*

peutiques internes propres à en déterminer la cicatrisation. Les médicaments qui répondent le mieux à cette indication sont : l'*eau de chaux* et l'*acide nitrique;* viennent ensuite les *astringents*, parmi lesquels nous employons de préférence la *gomme kino*, l'*alun* et la racine de *ratanhia;* dans les cas tout à fait rebelles, le *sulfate de fer*. Conjointement avec ces médicaments nous faisons prendre l'opium à petites doses; il calme l'irritation et détermine un relâchement ou plutôt une distension qui favorise l'action des autres médicaments.

Dans la première période, le point fondamental du traitement, la condition *sine qua non* du succès, c'est d'écarter tout ce qui peut causer de l'irritation. Or, l'ingestion de ces médicaments la provoque infailliblement, et nous ne craignons pas de le répéter, l'expérience nous a démontré que leur usage, pendant cette période, fait toujours empirer l'état du malade qui se sent beaucoup mieux aussitôt qu'il s'en abstient.

Dans la seconde période, au contraire, lorsque l'inflammation a diminué et que l'ulcération s'est déclarée, l'indication urgente est d'en déterminer promptement la cicatrisation pour prévenir la perforation ; ce n'est qu'alors qu'on doit avoir recours aux agents thérapeutiques internes.

Toutefois, le choix de ces moyens est subordonné à certaines restrictions essentielles. Lorsque l'ulcération est récente, et qu'il peut y avoir un reste d'inflammation, il faut employer les plus faibles ; les autres ne conviennent que dans les cas d'ulcération invétérée et caractérisés par un certain degré d'atonie.

Dans les ulcérations récentes, nous administrons l'eau de chaux conjointement avec la gomme kino, l'alun et l'infusion de racine de ratanhia. Voici du reste les formules que nous prescrivons et qui nous ont presque toujours réussi : décoction de racine de ratanhia, 15 grammes sur 150 grammes d'eau, à laquelle nous faisons ajouter 60 grammes d'eau de chaux ; une cuillerée à bouche cinq à six fois par jour. En outre, nous faisons mêler l'alun, la gomme kino et l'opium dans la proportion suivante : gomme kino, 1 gramme 50 centigrammes; alun en poudre, 50 centigrammes ; opium, 5 centigrammes, le tout divisé en trois paquets. Le malade prend pour commencer un de ces paquets trois fois par jour ; la dose est augmentée d'un dixième de paquet chaque jour, jusqu'à ce qu'on arrive à un total quotidien de neuf paquets.

Nous trouvons dans notre journal bon nombre de gastrites développées jusqu'à un commencement d'ulcération et que nous avons guéries par ces prescriptions combinées. Nous devons toutefois remarquer que leur action se fait parfois attendre longtemps ; dans beaucoup de cas, nous aurions désespéré d'arriver à des résultats favorables, si l'expérience ne nous avait démontré antérieurement qu'on peut obtenir des succès inespérés et complets par la persévérance.

Ce n'est que dans les cas d'ulcération invétérée que nous administrons l'acide nitrique, et toujours combinée avec une décoction mucilagineuse de pepins de coings. On commence par deux gouttes, trois fois par jour pendant huit jours consécutifs ; puis on augmente la dose d'une goutte tous les jours, jusqu'à ce que le patient arrive à en prendre vingt dans la journée ; nous n'allons jamais au-delà.

Nous avons consigné dans notre journal quelques cas de guérison par le sulfate de fer; la plus remarquable est celle d'une jeune dame qui, depuis plusieurs années, avait des douleurs au creux de l'estomac. Ces douleurs, qui survenaient régulièrement après le repas, duraient trois à six heures, selon la quantité de nourriture que prenait la malade; elles cessaient plus tôt lorsque survenaient des vomissements. Aucun des moyens employés jusqu'alors n'avait amené un soulagement; les souffrances revenaient toujours avec une régularité et une persistance désespérantes et augmentèrent au point que la malade ne mangeait plus qu'avec de vives appréhensions et à intervalles très-éloignés. La maigreur et la faiblesse étaient extrêmes; une pâleur effrayante couvrait ses traits abattus. C'est dans cet état que nous la trouvâmes lors de notre première visite.

L'examen de la région épigastrique nous fit découvrir une tumeur douloureuse à la pression. Il était évident qu'il y avait un état d'ulcération et de désorganisation très-avancé, qui laissait peu de chance de guérison. Nous prescrivîmes néanmoins des frictions stibiées, des lavements laudanisés, et de l'eau de chaux pure à la dose d'une cuillerée à bouche d'heure en heure. Contre notre attente, les souffrances diminuèrent immédiatement ; mais, malgré la continuation du traitement pendant près de quinze jours, les symptômes d'ulcération ne purent être écartés complétement.

Nous donnâmes alors le sulfate de fer, à la dose de 10 centigrammes trois fois par jour. Pour exciter la réaction, nous jugeâmes utile de joindre à ce médicament une poudre composée de *quasse cannelée, de gingembre, de poivre blanc et de cardamome*, 25 centigrammes de chaque, et 5 centigrammes d'aloès. Ce ne fut qu'à dater de ce moment que l'état de la malade s'amenda d'une manière franche et décisive ; l'amélioration continua dès lors à s'effectuer progressivement et sans interruption ; il ne fallut pas plus de vingt jours pour amener la disparition entière des douleurs ; la tumeur diminua de même graduellement et finit par disparaître entièrement. Deux mois après, la convalescente faisait des promenades assez longues sans éprouver de la fatigue ; l'appétit se rétablit au point que nous jugeâmes à propos de relâcher tant soit peu la rigueur du régime. Le lait et le petit-lait avaient été seuls permis jusque-là ; nous fîmes passer aux potages au lait préparés avec de la fécule de pommes de terre et autres farineux ; pommes de terre cuites au four, etc. ; quelque temps après, potages gras ; les forces et l'embonpoint revenaient peu à peu. Grâce à ces transitions ménagées avec les plus grandes précautions, il n'y eut pas de récidive ; la santé se trouva complétement rétablie six mois après le commencement du traitement. Tous les symptômes locaux avaient déjà disparu au bout du quatrième mois.

On prône beaucoup l'emploi du nitrate de bismuth précipité dans le traitement de la gastrique chronique. L'expérience nous a démontré que ce médicament exerce au contraire dans cette maladie une action des plus pernicieuses. Mais, autant le nitrate de bismuth est nuisible dans la gastrite par l'irritation qu'il occasionne, autant il convient, ainsi que nous le verrons plus bas, dans les affections nerveuses de l'estomac. Ces deux espèces d'affections sont journellement confondues l'une avec l'autre : de là l'erreur sur l'action de ce médicament et la réputation usurpée dont il jouit dans le traitement de la gastrite chronique. Tous les malades atteints de cette dernière affection qui eurent recours à nous après avoir été traités par l'oxide de bismuth, étaient pour la plupart dans un état désespéré. Nous en perdîmes plusieurs, chez lesquels, à la vérité, une persistance étrange avait fait continuer outre mesure l'usage de ce moyen. Chez les autres, les symptômes subissaient tout d'abord une amélioration marquée par la cessation seule du nitrate de bismuth; mais toujours ces affections se montrèrent longtemps rebelles à notre traitement; la guérison était ordinairement suivie d'une longue et pénible convalescence.

Nous avons été appelé, il y a peu de temps, à donner des soins à une dame âgée d'environ quarante-cinq ans, et qui avait été traitée sans succès par une de nos célébrités médicales de Paris. La nature de la maladie ne pouvait être douteuse : c'était une gastrite arrivée à une ulcération assez étendue et dont le siége était la paroi antérieure de l'estomac. Au toucher, on trouvait la partie gauche de la région épigastrique dure et très-sensible. Du reste, tous les symptômes ordinaires : aigreurs, douleurs et vomissements après le repas, amaigrissement, etc. La gastrite avait été traitée par le nitrate de bismuth pendant près de deux mois, sans qu'on eût obtenu d'autres résultats qu'une aggravation progressive des symptômes ; amaigrissement toujours croissant et déclin des forces, au point d'occasionner des syncopes très-fréquentes.

Au moment où la malade s'adressa à nous, elle avait encore, à l'épigastre, un large vésicatoire que nous supprimâmes immédiatement, ainsi que l'usage de la poudre de bismuth. Il était urgent d'éloigner toute cause d'irritation : régime sévère de laitage ; pour boisson, du petit-lait auquel on ajoutait, par chaque verre ordinaire, deux à trois cuillerées d'eau de chaux et une cuillerée de sirop diacode. C'était là, du reste, tout ce que l'état déplorable de la malade permettait de faire. Les vésicatoires et les autres agents thérapeutiques que nous donnons d'ordinaire n'étaient pas compatibles avec la faiblesse extrême de la patiente. Pour relever les forces, nous fîmes prendre, sept à huit fois par jour, des lavements de bouillon très-chargés et auxquels on ajoutait trois ou quatre cuillerées de vieux vin de Bordeaux.

Ce traitement fut suivi d'une amélioration progressive, mais si lente, que *huit mois* s'écoulèrent avant que la malade eût repris assez de force pour pouvoir se lever ; le rétablissement ne fut à peu près complet qu'au bout du quinzième mois. Rien ne fut changé au traitement établi dans le principe ; le régime de laitage fut toujours rigoureusement maintenu et encore aujourd'hui (un an après la guérison), la malade n'a pu se décider à l'abandonner, de peur d'éprouver une rechute; elle a l'intime conviction que son existence en dépend. Toutefois, les forces ne sont pas revenues au point où elles se trouvaient avant la maladie, et de plus, il est resté jusqu'à ce jour une sensibilité nerveuse de toute la région épigastrique.

Chez les personnes qui ont suivi un traitement mercuriel, la gastrite chronique, soit qu'elle ait été amenée par l'abus de ce médicament ou par toute autre cause, est souvent accompagnée d'une diarrhée colliquative et d'un délabrement général plus ou moins prononcé de la constitution. Cet état exige des précautions particulières dans le traitement. Ce qui est le plus à craindre dans cette complication de la gastrite chronique, c'est la prostration des forces ; les émissions sanguines et les vésicatoires, qui chez ces malades se transforment facilement en ulcère malin, hâtent d'ordinaire la terminaison funeste. Nous ne prescrivons à l'intérieur que l'eau de chaux avec partie égale de sirop diacode, une cuillerée à café toutes les trois ou quatre heures. On donne quatre ou cinq fois par jour des lavements de bouillon gélatineux auquel on ajoute du vin de Bordeaux et une certaine dose de laudanum et d'extrait de colombo ; nous réussissons d'ordinaire par l'usage de cette combinaison à calmer et fortifier les intestins et à arrêter la diarrhée colliquative. Régime fortifiant, nutritif, sans toutefois être trop excitant ; potages de tapioca, arrow-root, préparés avec du bouillon de poulet ou de bœuf peu chargé ; le malade en prendra souvent, mais peu à la fois. Le vin ne peut être permis à cause de l'irritation qu'il porterait dans l'estomac ; il faut se borner à l'ajouter aux lavements. On l'emploie aussi très-avantageusement en friction sur toute la surface du corps.

Nous faisons prendre pour cet effet du vin de Bordeaux dans lequel on laisse infuser, pendant quarante-huit heures, du quinquina et de la racine de calamus aromaticus et de valériane. On a soin, préalablement, de porter le vin à une température de 30 à 35°. Les frictions sont faites trois fois par jour, et dans les intervalles on fait appliquer sur la poitrine, l'abdomen et les cuisses, des compresses imbibées de ce vin aromatique. Ce n'est que lorsque nous avons remonté et assuré les forces du malade que nous procédons à l'application de quelques vésicatoires volants à l'épigastre, qui alors produisent les résultats les plus satisfaisants et achèvent la guérison.

Pour terminer l'histoire des maladies inflammatoires de l'estomac, il nous reste à parler d'une forme de cette affection qui se présente sous un aspect tout spécial. Nous la signalons surtout parce qu'elle exige un traitement exceptionnel.

L'inflammation survient à la suite d'une fièvre simple, dont le cours a été du reste très-bénin ; les symptômes ordinaires de la gastrite se compliquent d'une sensation de *rudesse* douloureuse dans la bouche et le gosier ; la langue est sèche et brûlante : l'arrière-bouche rouge, couverte d'aphtes et de petits ulcères ; chez deux malades, ces parties étaient couvertes d'un enduit très-dur et d'un gris brunâtre. Quelquefois l'affection a un caractère très-violent : fièvre des plus intenses, et, comme dans les formes précédentes, épuisement et déclin rapide des forces.

Malgré la gravité apparente des symptômes, cette forme d'inflammation devient rarement mortelle. Toutes les fois que nous avons été à même de la combattre à temps, nous avons facilement obtenu des résultats favorables. Le régime rigoureux de laitage ; de deux heures en deux heures, une cuillerée à bouche de la potion suivante : eau de chaux et une *forte décoction de quasse*, 150 grammes de chaque, et 10 à 12 centigrammes d'extrait gommeux d'opium. Plusieurs fois par jour, un peu de vin généreux et même d'eau-de-vie. Ces derniers moyens, quoiqu'en apparence contre-indiqués par les symptômes inflammatoires, sont néanmoins nécessaires, parce que la prostration des forces est le symptôme le plus dangereux de cette maladie et qu'il importe de le combattre avant tout. Au reste, telle est la médication qui a complétement réussi dans les quelques cas que nous ons été à même de traiter.

II. — ALTÉRATION DES SÉCRÉTIONS GASTRIQUES.

L'altération des sécrétions et l'indigestion qui en est la conséquence, ne sont souvent que passagères. Lorsque les causes qui les produisent (un écart de régime, une vive émotion pendant la digestion, etc.) se renouvellent, l'altération des liquides digestifs peut devenir habituelle et en quelque sorte chronique. Dans ce cas, les accès d'indigestion présentent plus de gravité; les symptômes dont ils s'accompagnent sont différents, selon que l'altération porte sur le mucus ou sur le *suc gastrique*.

1° Acidité anormale du suc gastrique.

Symptômes. — Lorsque l'altération affecte le *suc gastrique* et qu'il est secrété en trop grande quantité, il y a : renvois acides et brûlants, haleine aigre ; la face et la langue sont pâles, les dents couvertes d'un tartre noirâtre. Soif extrême, faim canine; les légumes et le laitage sont nuisibles, parce qu'ils ont une tendance naturelle à la fermentation que favorise le liquide acide épanché en trop grande quantité; les viandes sont au contraire bien supportées. Douleurs et crampes d'estomac, souvent extrêmement violentes; ce qu'il y a de particulier, c'est que ces douleurs surviennent surtout lorsque l'estomac est vide. C'est là le caractère qui les distingue des douleurs produites par l'inflammation.

2° Embarras muqueux.

Symptômes. — Lorsqu'il y a altération de la *sécrétion muqueuse*, l'appétit et la soif manquent au contraire; il y a tension, plénitude et froid à l'épigastre, surtout après le repas. La langue est blanche; bouche pâteuse; développement de gaz dans l'estomac, gonflement, hauts de cœur et d'ordinaire constipation. Au moral, indolence, apathie; le pouls a une lenteur toute caractéristique.

Ces indices d'altération des sécrétions gastriques subsistent quelquefois avec un caractère peu prononcé. Dans ce cas, il peut arriver qu'on les néglige et que l'affection devienne chronique ; c'est là, le plus souvent, le point de départ des fièvres gastriques dont nous parlerons plus bas, et qui peuvent compromettre la vie du malade.

TRAITEMENT. — Le traitement de l'altération des sécrétions de l'estomac est *palliatif*, lorsqu'il a pour objet les accès d'indigestion qui les accompagnent. Quelque soit du reste le liquide altéré, on se borne à donner un vomitif ; huit ou dix heures après, un lavement purgatif pour éloigner les substances alimentaires non digérées qui seraient passées dans le canal intestinal. La persistance des symptômes de l'indigestion ne reconnaît souvent pas d'autre cause.

Les symptômes de l'indigestion s'amendent d'ordinaire dès que le débarras est effectué.

Pour écarter complétement ceux qui subsisteraient encore, nous faisons prendre, lorsqu'il y a acidité, la poudre suivante : carbonate de magnésie, sulfate de potasse, poudre de rhubarbe et sirop de menthe, 15 grammes de chaque ; une cuillerée à café de cinq heures en cinq heures.

Si l'indigestion a été amenée par un état muqueux, nous donnons l'élixir viscéral d'Hoffmann par cuillerée à café de deux heures en deux heures. Eau de Seltz.

Traitement radical. — Lorsqu'il y a acidité : terre argileuse, fiel de bœuf, 25 centigrammes de chaque, et 3 centigrammes d'aloès : cette dose quatre fois par jour. Continuer la poudre et les pilules indiquées ci-dessus ; viande rôtie ; beaucoup d'exercice.

Pour combattre l'altération de la sécrétion muqueuse, nous employons le muriate d'ammoniaque, combiné avec le sulfate et le nitrate de potasse à hautes doses. Dans les cas invétérés et rebelles, nous avons recours à la racine de sénéga, de scille et à la gomme ammoniaque. Pour éviter les rechutes : pilules aloétiques afin de régulariser les garde-robes, et beaucoup d'exercice.

Dérangements sympathiques occasionnés par l'altération des sécrétions gastriques. — Nous avons observé que l'altération des sécrétions gastriques, surtout l'embarras muqueux, occasionnent fréquemment des troubles sympathiques du côté du cœur, des poumons, de la peau (érysipèle) et du cerveau. Il est de la plus haute importance de reconnaître l'origine de ces symptômes ; on les écarte sans peine en opposant les moyens indiqués à l'affection gastrique dont ils dérivent. Ce sont surtout les affections sympathiques du cœur qui se présentent sous des formes très-variées; tantôt il y a mouvements convulsifs ondulatoires, tantôt compression, tantôt battements précipités et irréguliers. Tous ces accidents sont accompagnés d'une sensation d'oppression et d'anxiété. On peut conclure avec certitude que ces symptômes ne sont que secondaires, toutes les fois que dans les intervalles des digestions, le cœur et le pouls fonctionnent avec une parfaite régularité. Les accès suivent d'ailleurs les différentes phases de l'affection gastrique et surviennent d'ordinaire après les repas ; ils sont augmentés au contraire par les mouvements généraux, et se calment par le repos lorsque le cœur est véritablement le siége d'une maladie.

Observation. — Un porte-faix, homme robuste, aux épaules larges, à la poitrine développée, fut pris tout à coup, après un repas copieux, d'oppressions avec anxiété et violents battements de cœur ; la respiration était comme entravée dans ses vigoureux poumons. Toute la région épigastrique était sensible; hauts de cœur sans vomissements. Tous ces indices avaient été négligés par le médecin auquel le malade s'était d'abord adressé; il avait prescrit les remèdes indiqués contre l'inflammation de l'enveloppe séreuse du cœur : saignée, digitale, etc. Nous ordonnâmes un vomitif qui mit aussitôt fin à l'encombrement gastrique et à tous les symptômes effrayants qui avaient paru devoir conduire le malade au tombeau.

Nous avons eu lieu d'observer, chez un professeur de mathématiques dans un des lycées de Paris, un symptôme très-bizarre ayant la même origine. Depuis quelque temps M. S..... se plaignait de tous les symptômes qui indiquent un encombrement muqueux dans l'estomac : empâtement de la bouche, pesanteur à l'épigastre, indigestions, etc., etc. Un jour il ressentit tout à coup, à la partie interne et supérieure du genou droit, une douleur très-intense qui disparut aussi vite qu'elle était arrivée. Ces accès se répétèrent les jours suivants et devinrent de plus en plus fréquents.

Le malade consulta plusieurs de nos plus célèbres

praticiens, qui déclarèrent d'un avis unanime que les symptômes étaient de nature goutteuse. On fit poser des sangsues, ventouses, vésicatoires, frictions avec l'onguent napolitain, etc. Ce traitement fut continué sans aucun succès pendant près de trois mois.

C'est dans ces conditions que nous rencontrâmes un jour M. S..... chez un ami commun. Il nous parla de sa maladie en homme qui a perdu tout espoir de guérison. Ce qu'il nous dit au sujet des embarras gastriques qu'il éprouvait éveilla notre attention. Les symptômes d'aigreur et d'empâtement avaient augmenté successivement ; en même temps les accès de douleurs dans le genou étaient devenus plus fréquents et plus intenses. Il n'y avait pas à s'y tromper. Ces faits indiquaient avec une évidence complète que la cause des accès était une altération des sécrétions gastriques. Ils avaient été entièrement négligés ; leur appréciation eut dès le commencement indiqué la seule voie qui pût conduire à la guérison.

Le malade se décida à suivre notre traitement. Notre premier soin fut de combattre l'affection primitive, c'est-à-dire l'embarras muqueux de l'estomac, sans nous arrêter à la douleur dans le genou. Nous prescrivîmes contre les indigestions les palliatifs que nous avons indiqués plus haut. Des lavements fortement purgatifs (feuilles de séné, 30 grammes, et fleurs de nicotiane, 3 grammes, infusées avec 500 grammes d'eau bouillante; additionnés avec 120 grammes de sulfate de soude). Ensuite, de demi-heure en demi-heure 15 gouttes d'élixir viscéral d'Hoffmann. Comme la maladie était très-invétérée et que les lavements n'agissaient pas assez promptement, nous y fîmes ajouter 60 grammes de vin stibié. Le tartre stibié que nous avions fait prendre par en haut n'avait produit aucun effet, quoique ingéré à très-forte dose (30 centigrammes à la fois.) Les lavements ainsi combinés débarrassèrent chaque fois l'estomac avec assez de célérité, quelquefois par des vomissements, le plus souvent par les selles; lorsque le malade les prenait à temps, ils suffisaient pour prévenir la douleur du genou. Nous ordonnâmes en outre, deux fois par jour, alternativement une des poudres suivantes :

1° Poudre de racine de sénéga,
Poudre de gomme ammoniaque ãã, 50 centigrammes.
Muriate d'ammoniaque, 30 centigrammes.

2° Poudre de scille, 5 centigrammes.
Nitrate de potasse, 25 centigrammes.
Sulfate de potasse, 1 gramme.

Tous les symptômes s'améliorèrent rapidement ; à la fin de la première quinzaine, la langue s'était tout à fait nettoyée ; l'appétit se rétablit, les digestions se faisaient bien, à part un peu de pesanteur. Quant aux accès de douleur dans le genou, ils avaient déjà complétement disparu huit jours après le commencement du traitement.

La dose des poudres fut alors réduite de moitié ; les lavements furent entièrement supprimés, mais l'élixir viscéral d'Hoffman maintenu. La pesanteur qui accompagnait les digestions finit par céder complétement. Enfin nous abandonnâmes le malade cinq semaines après le commencement du traitement ; nous lui recommandâmes toutefois expressément l'usage des pilules aloétiques le soir, et un exercice fréquent pour éviter une rechute, qui du reste n'est pas survenue encore jusqu'aujourd'hui, dix-huit mois après.

3° Fièvres gastriques.

Comme nous l'avons déjà dit plus haut, si l'embarras muqueux est négligé, l'affection peut amener les différentes fièvres gastriques, dont la forme varie selon la constitution de l'individu et les conditions dans lesquelles il se trouve. Ainsi la fièvre gastrique est :

Muqueuse, lorsque l'affection se borne à la membrane muqueuse de l'estomac. Les individus lymphatiques, à constitution faible, qui mènent une vie sédentaire, y sont principalement disposés ;

Bilieuse, lorsqu'il s'y joint une surexcitation du foie ; elle survient surtout chez les personnes dont le tempérament est sec et bilieux, ainsi que dans les grandes chaleurs et les contrées marécageuses ;

Nerveuse, lorsque le système nerveux joue un rôle marqué dans l'affection ;

Inflammatoire, lorsque l'affection se complique de phlegmasie et de réactions fébriles plus intenses que dans les précédentes.

Dans toutes ces conditions la maladie peut, nous le répétons, devenir extrêmement dangereuse ; pour peu qu'il y ait de négligence ou d'impéritie dans le choix des moyens qu'on lui oppose, les forces déclinent rapidement jusqu'à la prostration complète et la mort.

Il y a des symptômes généraux et communs à ces quatre affections.

Toutes commencent par une sensibilité douloureuse, gonflement et tension de l'estomac, laquelle s'étend souvent à tout l'abdomen. La langue est chargée, l'arrière-bouche rouge et douloureuse, goût pâteux ou amer ; nausées, dégoût de tout aliment ; constipation.

Quand il y a diarrhée, le pronostic est bien plus grave ; elle est ordinairement la suite d'un traitement mal dirigé. Nous verrons plus bas que ce symptôme est surtout d'un mauvais augure dans la fièvre muqueuse.

Le début de la maladie est accompagné de frissons qui alternent avec de la chaleur. La tête est lourde, tintement d'oreille, abattement extrême, fréquence du pouls qui est faible et comme *resserré ;* intermittence dans ses battements, surtout dans les périodes plus avancées de la maladie. Chaleur brûlante mais partielle de la peau ; sueurs visqueuses et peu abondantes : souvent, éruption miliaire ou pétéchiale. Ces éruptions sont ordinairement d'un très-mauvais augure.

Les symptômes augmentent la nuit et se relâchent le matin à la suite d'une légère transpiration sur le front et la poitrine.

La rémittence dans les symptômes dès le début, si violents qu'ils soient d'ailleurs, est toujours de bon augure. S'ils ont été continus dès le commencement, la guérison s'obtient en général plus difficilement.

Dans le cours de la maladie toute rémittence disparaît, les symptômes deviennent continus et plus intenses. L'abdomen se ballonne, la respiration est embarrassée, oppression, hoquets. Les urines sont très-fétides, et ne s'écoulent, ainsi que les matières fécales, qu'en petite quantité à la fois et involontairement ; migraines, surdité, vertiges, insomnie ;

quelquefois somnolence et stupeur continuelles (coma.) Délire, syncopes, prostration complète et la mort.

Fièvre gastrique muqueuse. — La fièvre gastrique muqueuse s'établit très-lentement, et l'apathie qui en est le caractère fondamental, la rend plus tenace et plus rebelle à l'action des médicaments. Les renvois sont fades et insipides. La langue est recouverte d'un enduit blanc et visqueux. Les urines sont épaisses, avec un sédiment blanchâtre ; la peau froide et flasque.

Il y a, en outre, éruption d'aphtes d'une odeur fétide dans la bouche : une des particularités de ces aphtes, c'est que parfois ils disparaissent et reviennent dans l'espace de quelques heures. Lorsque cette éruption a été précédée de vomissements et d'évacuations alvines modérées, alors elle est souvent une crise salutaire ; dans ces cas elle s'accompagne ordinairement d'éruption miliaire sur la peau ; de petits ulcères se forment autour des lèvres et la salivation est très-abondante.

Toutes les fois que l'éruption aphteuse n'est pas

critique, elle ne contribue qu'à affaiblir le patient. Surviennent des douleurs dans tous les membres. Tous ces symptômes subsistent d'ordinaire quelque temps avec un caractère peu déterminé, mais bientôt ils se prononcent davantage par une exacerbation nocturne et prennent souvent la forme intermittente tierce.

Ainsi que nous l'avons dit plus haut, la diarrhée augmente le danger. Ce fâcheux incident, auquel le patient est prédisposé dans la fièvre gastrique muqueuse, survient d'ordinaire à la suite de l'emploi prematuré du quinquina lorsque la maladie affecte la forme intermittente. Les garde-robes peu copieuses sont d'un meilleur augure ; dans ces conditions, nous obtenons toujours la guérison avec assez de facilité.

Fièvre gastrique bilieuse. — Le début de la fièvre gastrique bilieuse est en général bien mieux marqué que celui de la précédente. Le patient éprouve dans tous les membres des douleurs errantes, la face et surtout les deux côtés du nez sont d'un pâle verdâtre et les yeux colorés en jaune, étincelants et noyés dans les larmes ; la lèvre inférieure est tremblottante. Les renvois sont accompagnés parfois d'un liquide amer ; vomissements. La langue est couverte d'un enduit sec et jaune ; dans le progrès de la maladie cet enduit devient brun noirâtre, très-dur et se gerce.

Dans cette forme de fièvre, la diarrhée, quoique moins favorable au pronostic que la constipation, n'a pas autant de gravité que dans la précédente ; elle s'établit également lorsque l'affection a été négligée dans le début. Urines jaunes avec un sédiment rosâtre très-abondant. La peau est sèche comme du parchemin. Toux sèche ; de temps à autre saignement de nez peu abondant. Terminaison funeste survenant parfois en peu de temps : le plus souvent elle arrive vers le vingt ou vingt-cinquième jour.

Quelquefois, dans ces deux formes de fièvre gastrique, le malade rend beaucoup de vers par haut et par bas.

C'est à tort que dans ces conditions on a attribué la maladie à la présence des vers intestinaux ; ils ne sont que le résultat de l'embarras muqueux et disparaissent aussitôt qu'on a débarrassé l'estomac de l'agglomération des mucosités et ramené la sécrétion de la membrane à son état normal.

Fièvre gastrique nerveuse. — Lorsque les fièvres gastriques que nous venons de décrire n'ont pas été convenablement traitées, il s'y joint des symptômes nerveux d'après lesquels on désigne la maladie sous le nom de *fièvre gastrique nerveuse*, la plus grave de toutes.

Le début de l'affection est caractérisé par un profond abattement. Les frissons, horripilations, durent parfois des heures entières. La chaleur qui succède est bien plus mordante et d'une âcreté toute caractéristique. Le pouls est à peine sensible, *mais point fréquent.* Toujours diarrhée infecte et sueurs abondantes qui épuisent le malade.

Les vertiges, les maux de tête et le délire augmentent rapidement. Soif ardente; le malade demande des boissons acidulées.

Pendant la recrudescence des symptômes, les urines sont troubles, brunâtres et très-fétides ; dans les intervalles elles deviennent extrêmement claires et aqueuses; ceci est un caractère tout spécial.

La langue est comme raccornie, couverte d'un enduit noirâtre (fuligineux) ainsi que les lèvres, les dents et les narines. Stupeur; le malade dort les yeux ouverts.

De temps à autre il y a un écoulement de sang très-aqueux par le nez, les voies urinaires ou le fondement. Souvent on observe dans cette phase de la maladie des vomissements très-copieux de bile, qui est d'un vert grisâtre et très-tenace; la peau se colore en jaune. Ces trois derniers symptômes donnent à la maladie une certaine ressemblance avec la fièvre jaune d'Amérique

Le malade a des hallucinations; il veut se lever et aller voir ses amis; il croit voir des mouches voler dans l'air et cherche à les attraper; il parle à demi-voix, puis éclate brusquement un délire furieux; extrémités tremblantes; soubresauts des tendons; enrouement, voix chevrotante et même extinction complète. La déglutition ne peut plus s'effectuer, à cause de l'accumulation des mucosités, ou de la paralysie de l'œsophage. Face cadavéreuse; éruption pétéchiale.

Assez fréquemment survient dans ces conditions un abcès dans l'une ou l'autre oreille. Enfin, le malade est pris de hoquets, rigidité des membres, sueur froide, pouls filiforme, intermittent ; défaillance ; convulsions et la mort.

Fièvre gastrique inflammatoire. Les trois formes de fièvres que nous venons de décrire peuvent aussi se compliquer de phlegmasie et de réactions inflammatoires, et l'on désigne alors la maladie sous le nom de *fièvre gastrique inflammatoire.*

Ce qui caractérise cette forme, c'est l'intensité des symptômes fébriles : frissons violents ; pouls fréquent, plein et dur ; la face et les yeux sont rouges ; chaleur par tout le corps ; la respiration est très-accélérée et oppressée ; toutes les artères battent violemment ; le sang qui s'écoule du nez est plus épais ; il y a constipation opiniâtre ; les urines sont très-rouges.

C'est dans cette forme de fièvre gastrique que nous avons observé le plus souvent les crises salutaires par les abcès.

Pour peu que la maladie soit négligée ou que le traitement ait été mal dirigé, la phlegmasie devient maligne, obscure ; tous les symptômes se prononcent peu, mais alors l'inflammation n'en est que plus dangereuse par la propension qu'elle a de dégénérer en gangrène, ou en hydropisie aiguë ordinairement mortelle.

Traitement. Ces diverses formes de fièvres gastriques présentent sans doute, ainsi que nous venons de le voir, des symptômes de la plus haute gravité ; toutefois, l'expérience nous a prouvé qu'elles sont rarement mortelles, pourvu qu'on leur oppose *dès le début* un traitement énergique.

C'est à la difficulté de les reconnaître et aussi, en grande partie, au défaut d'énergie et à l'hésitation dans le traitement, que nous devons attribuer la terminaison si souvent funeste de ces affections.

L'indication urgente, fondamentale et commune à toutes les formes de fièvres gastriques, est de débarrasser l'estomac.

Les vomitifs écartent d'ordinaire les symptômes morbides, même les plus graves, avec une rapidité surprenante et arrachent souvent le malade à une mort qui paraissait certaine. Souvent, peu d'instants après l'effet du premier vomitif, on voit la langue se nettoyer, se détendre, devenir souple et humide, symptômes précurseurs certains d'une prompte guérison.

Toutefois l'usage des vomitifs et des purgatifs est subordonné à certaines précautions préalables qu'on ne pourrait négliger sans exposer la vie du malade.

D'abord, avant d'administrer les moyens évacuants, il est indispensable de s'assurer s'il n'y a pas de complication inflammatoire. Lorsqu'elle existe, l'émission sanguine doit toujours précéder l'usage des évacuants.

La saignée est surtout indiquée lorsque l'inflammation complique les fièvres bilieuses, et lorsque l'individu est jeune et d'une robuste constitution. Quand l'inflammation s'est entée sur la forme muqueuse ou nerveuse, la saignée doit être plus ménagée à cause de la faiblesse du patient ; nous la remplaçons alors par l'application de sangsues au fondement.

Néanmoins, nous ferons observer que le déclin des forces n'est souvent ici qu'une suite de l'inflammation. Nous avons quelquefois pratiqué la saignée chez des malades qui gisaient dans un état voisin de la prostration et où tout paraissait la contre-indiquer, et pourtant les forces s'accrurent ensuite rapidement, tous les autres symptômes s'améliorèrent, et les malades furent sauvés.

Le point capital est de reconnaître si la faiblesse ne provient que de l'agglomération des matières muqueuses dans l'estomac, ou si l'inflammation s'y est jointe. Il faut procéder ici avec la plus scrupuleuse attention.

En effet, s'il *n'y a pas d'inflammation*, alors la saignée est presque toujours mortelle. Donne-t-on un vomitif, sans avoir préalablement pratiqué la phlébotomie, il s'en suit infailliblement une exacerbation de l'inflammation ; elle devient maligne et se termine par une gangrène qui amène rapidement la fin du patient.

Parfois les symptômes qui indiquent qu'il y a inflammation, et que nous avons mentionnés plus haut, sont très-obscurs. Dans ces cas, *nous ne saignons jamais sans avoir le doigt sur le pouls.* Nous consultons ainsi minutieusement la manière dont il se comporte pendant que le sang s'écoule de la veine. Toutes les fois qu'il devient plus plein et plus fort, nous laissons couler hardiment ; les évacuants opèrent ensuite ordinairement des résultats heureux. Mais si au contraire le pouls faiblit, nous fermons aussitôt la veine et administrons immédiatement les évacuants sans le moindre scrupule et toujours avec succès.

Ce premier point éclairci, nous nous assurons si l'enduit muqueux n'adhère pas trop fortement, s'il n'est pas trop épais, pour que les moyens évacuants puissent agir sur les parois de l'estomac et effectuer le rejet des matières. On peut s'en assurer par la nature de l'enduit qui recouvre la langue, la sécrétion peu abondante de la salive, les envies de vomir peu prononcées, l'ancienneté et les progrès de l'affection.

Dans ces conditions défavorables, avant d'administrer les évacuants, il faut ramollir et dissoudre la couche muqueuse. Cette précaution est toujours impérieusement indiquée chez les individus nerveux et irritables, pour prévenir une complication inflammatoire.

Les médicaments qui répondent le mieux à cet effet sont le muriate d'ammoniaque et le tamarin, alternés avec de faibles doses de tartre stibié. Ces agents sont les *fondants* par excellence et nous ont rarement fait défaut. Leur action est aidée par la décoction de gramen, la limonade tartrique faible et le nitrate de potasse ; ces deux derniers médicaments surtout chez les individus jeunes et pléthoriques.

Les signes auxquels on reconnaît que l'enduit muqueux de l'estomac est suffisamment ramolli, sont : le ramollissement de l'enduit qui recouvre la langue, un goût plus amer dans la bouche, renvois fréquents, augmentation de la sécrétion salivaire, envies de vomir plus prononcées. Alors le moment propice est arrivé pour provoquer l'évacuation par les vomitifs.

Il ne faut jamais se laisser arrêter, dans la prescription des vomitifs, par la faiblesse apparente, la présence de hernies, grossesses, les conditions d'âge, etc. Ce sont là des considérations trop secondaires relativement à la gravité de l'affection. Le plus pressant est de sauver le malade, et pour cela, nous le répétons, il faut évacuer promptement les substances morbides, corrompues, qui encombrent l'estomac.

A cet effet, nous donnons de quart d'heure en quart d'heure, une cuillerée à bouche de la potion suivante : Eau distillée, 120 grammes; tartre stibié, 20 centigrammes ; sirop d'ipécacuanha 30 grammes. Chez les individus irritables et lorsqu'il y a diarrhée : tartre stibié, 5 centigrammes seulement, et poudre d'ipécacuanha, 1 gramme ; on divise le tout en deux doses que l'on donne à une demi-heure d'intervalle.

Quant aux boissons qu'on fait prendre pour favoriser l'action du vomitif, nous ne saurions trop recommander de ne point en abuser ; elles fatigueraient l'estomac en distendant les parois déjà affaiblies par la maladie.

Après les vomissements, il est utile de donner des tisanes mucilagineuses pour atténuer l'irritation et l'inflammation qui pourraient en résulter, les parois de l'estomac ayant été mises à nu par le rejet de la couche muqueuse. Ces boissons sont surtout indiquées dans les affections invétérées et chez les individus d'une constitution irritable.

Nous avons traité une personne pour une fièvre

gastrique bilieuse qui persistait depuis près de douze jours. A la suite des vomissements que nous avions réussi à déterminer, survint une hémorrhagie assez abondante; elle était accompagnée d'une sensation extrêmement douloureuse dans la région épigastrique. Ces symptômes ne purent être arrêtés que par l'usage d'une infusion de racine de guimauve à laquelle nous avions fait ajouter une forte quantité de poudre de gomme.

Chez quelques malades où les moyens fondants et vomitifs que nous avons indiqués jusqu'ici restèrent sans effet, nous ordonnâmes des frictions dans les aines et le creux de l'estomac, avec la pommade stibiée préparée ainsi qu'il suit : avant de triturer le tartre stibié avec l'axonge, on le fait dissoudre dans une certaine quantité d'eau distillée. Préparé de cette façon, le tartre stibié est parfaitement absorbé pendant les frictions, il exerce son action dissolvante sur les matières muqueuses et provoque même les vomissements. C'est ce que nous avons eu l'occasion de constater, chez plusieurs malades où l'inefficacité des moyens que l'on emploie ordinairement était d'autant plus déplorable, que les symptômes les plus graves rendaient l'évacuation plus urgente ; l'effet fut prompt et suivi d'une guérison complète.

D'après le procédé ordinaire, le tartre stibié, étant trituré immédiatement avec l'axonge, amène simplement sur la peau une éruption pustuleuse ; on n'obtient qu'un effet dérivatif : le médicament n'étant point absorbé, l'indication n'est pas remplie.

Observation. Nous avons été appelé, il y a deux ans auprès de madame R..., âgée d'environ trente-six ans, d'une constitution forte et un peu sanguine, et qui, jusque-là, s'était toujours parfaitement portée. Depuis quinze jours madame R.... était atteinte d'une affection qui présentait tous les symptômes d'une fièvre gastrique.

Environ trois semaines auparavant, elle avait eu une très-forte indigestion qui d'abord n'avait point paru devoir entraîner de suites sérieuses. Toutefois, depuis ce temps, les digestions, qui avaient toujours été excellentes, étaient accompagnées d'une sensation de pesanteur ; la langue était toujours un peu chargée et pâteuse, surtout le matin.

Les indices de la fièvre se déclarèrent enfin, et affectèrent dès le début une forme intermittente qui détermina son médecin à faire usage du quinquina. La fièvre parut céder, mais, quoique moins prononcés, les symptômes persistaient néanmoins avec ténacité. Les doses du médicament furent progressivement augmentées jusqu'à des proportions considérables. La veille encore de notre première visite, la malade avait pris dans sa journée 5 grammes de sulfate de quinine.

Sous l'influence d'une médication aussi fausse, le mal avait fait des progrès effrayants ; nous trouvâmes la malade dans un état qui ne nous laissait qu'un bien faible espoir de la guérir : sueurs et diarrhées très-copieuses, toux sèche et fréquente ; météorisme et sensibilité extrême à la région de l'estomac ; oppression. La malade était plongée dans une prostration profonde, stupeur. Il y avait par moment délire et convulsions, vertiges et syncopes.

Il était évident que la fièvre était arrivée à une complication nerveuse des plus grāves.

La fréquence et la dureté du pouls, la rougeur de

la langue sur les bords et à l'extrémité, la chaleur et la douleur à l'épigastre, la teinte et la consistance du sang qui s'écoulait du nez, la constitution de la malade, tout dénotait une phlegmasie maligne dont la terminaison en gangrène était imminente.

L'enduit de la langue était excessivement dur et épais, les maux de cœur à peine prononcés.

Que faire dans des conditions aussi critiques? Nous ne pouvions avoir recours à la saignée ; la faiblesse de la patiente s'y opposait d'une façon absolue. L'effet d'un vomitif eût décidé la transition de l'inflammation en gangrène. L'état de la malade ne permettait pas d'attendre l'effet des médicaments fondants. Il y avait la plus grande urgence à débarrasser l'estomac; le moindre retard eût été funeste.

Nous nous décidâmes à prescrire d'abord l'application de quinze sangsues au fondement, compresses glacées sur l'épigastre ; boissons émollientes et dissolvantes.

Le soir même, environ six heures après l'application des sangsues, le pouls était moins fréquent et plus mou ; la région épigastrique moins sensible.

Néanmoins nous ne jugeâmes pas prudent de donner le tartre stibié à l'intérieur, de crainte de porter dans l'organe une irritation trop forte, qui eût été d'autant plus dangereuse que l'inflammation venait à peine d'être écartée.

Nous fîmes procéder aux frictions avec la pommade stibiée, d'heure en heure, sur la région épigastrique et dans les aines, à la partie interne des cuisses et des bras. Au bout de trois heures et demie, il y eut : salivation abondante, maux de cœur et enfin vomissements, auxquels succédèrent bientôt des selles copieuses.

Les déjections consistaient en matières muqueuses, membraneuses, et les filaments sanguins que l'on y reconnaissait parfaitement, indiquaient les endroits où elles avaient adhéré aux parois de l'estomac.

A la suite de ces évacuations il y eut prostration ; la malade tomba dans un état comateux qui persista pendant plus de vingt-quatre heures et ne fut interrompu que par quelques vomissements qui survinrent encore.

Malgré ces indices alarmants en apparence, notre pronostic fut favorable ; la fréquence et la dureté du pouls avaient beaucoup diminué, la peau était devenue moite, la langue se nettoyait, la respiration était plus régulière et plus profonde.

Limonade tartrique mucilagineuse très-froide, et de temps en temps, quelques gouttes d'élixir acide de Haller ; lavements à l'eau de guimauve.

Le matin du troisième jour, à sept heures, se déclara une transpiration générale, garde-robe naturelle, quoique très-peu abondante, urines copieuses et chargées. La langue est à moitié débarrassée, faiblesse extrême, sensation générale de bien-être.

Lavements de bouillon fréquemment répétés. Les symptômes continuent à s'améliorer. Les jours suivants, potages légers, etc., enfin, progressivement, une nourriture plus substantielle.

Mais les forces ne revenaient que bien lentement. La voix était faible au point de faire croire à une extinction complète ; la surdité persistait.

Nous conseillâmes alors un climat méridional ; la convalescence s'y effectua rapidement ; les dernières traces de la maladie disparurent complétement, et madame R.... a toujours joui dès lors de la plus florissante santé.

Chez un autre malade, on avait administré des doses énormes de tartre stibié et d'ipécacuanha ; on avait eu recours aux vomitifs les plus énergiques, tels que le sulfate de cuivre, etc. Toutes ces tentatives avaient échoué.

Il suffit d'une seule friction au creux de l'estomac avec la pommade stibiée pour provoquer des vomissements un quart d'heure après.

Nous n'avons vu ce malade qu'une fois en consultation avec deux de nos confrères. Contrairement à leur avis, nous avions conseillé une saignée préalable avant les frictions. La saignée était d'autant plus indiquée, que les violents vomitifs qu'on avait donnés à hautes doses avaient déterminé une irritation et que quelques symptômes inflammatoires s'étaient développés.

L'opinion de nos collégues prévalut. La famille

s'opposa à ce que la saignée fût pratiquée ; la pommade seule fut employée.

Malgré la promptitude des effets obtenus, notre pronostic fut défavorable, et en effet, nous apprîmes quelques jours après la mort du malade.

L'autopsie constata une gangrène très-étendue des parois stomacales.

On commettrait une erreur grave si l'on croyait toutes les indications médicales remplies par les vomissements : ils n'amènent que l'évacuation partielle des matières muqueuses ; une partie en est refoulée dans le canal intestinal où elles exercent sur ce dernier et sur l'estomac une action des plus pernicieuses et suffisent pour occasionner des rechutes extrêmement graves et souvent même mortelles. Il est donc de toute urgence d'éloigner ces matières par des purgatifs convenables. C'est parce que cette indication n'a pas été remplie, que tant de guérisons sont incomplètes et qu'il y a si souvent des rechutes.

Le choix du purgatif dépend de la nature de la fièvre.

Dans la *fièvre bilieuse*, nous faisons prendre au

malade, d'heure en heure jusqu'à évacuation suffisante, une des poudres formulées ainsi qu'il suit : poudre de jalap, sulfate de potasse, 50 centigrammes de chaque.

Lorsque la fièvre est compliquée de symptômes nerveux, nous faisons joindre à cette même poudre 40 centigrammes de poudre de Dower, et 10 centigrammes de nitrate de potasse lorsqu'il y a *disposition inflammatoire*.

Toutefois, surtout lorsque le traitement a été mal conduit dès le début, ou que le malade est d'une complexion très-faible et nerveuse, il s'établit, dans le cours de ces deux dernières espèces de fièvres gastriques, une irritabilité excessive des intestins ; dans ce cas, les moyens purgatifs que nous venons d'indiquer sont trop irritants, leur emploi n'est pas exempt de dangers. Nous les remplaçons alors avantageusement par le tartre stibié dissous dans une faible quantité d'eau distillée et mélangé avec de l'huile d'amande douce ou d'olive et l'huile de ricin. Ces médicaments, ainsi combinés, ont l'avantage de ne point provoquer de vomissements et d'amener constamment, quoique moins rapidement, des garde-robes faciles et sans la moindre irritation.

Il faut continuer à exciter les évacuations pendant un certain temps, en faisant prendre de six heures en six heures une cuillerée de la potion suivante : eau distillée, 180 grammes, sulfate de magnésie, 30 grammes; tartre stibié, 10 centigrammes. Pour boisson, une décoction de tamarin avec du petit-lait. On continue jusqu'à ce que tout indice d'encombrement gastrique ou intestinal ait complétement disparu et qu'il n'y ait plus de rechutes à craindre.

S'il y a irritabilité ou faiblesse extrême, au lieu de la potion précédente, nous donnons avec succès les préparations ammoniacales; elles ont le double avantage de favoriser modérément les évacuations alvines et la transpiration en même temps. Notre prescription habituelle est la suivante : infusion de fleurs de sureau, esprit de mindérérus, 80 grammes de chaque, oxymel simple, 30 grammes. Deux à trois cuillerées à bouche dans un litre de petit-lait; le malade en use comme boisson habituelle.

Chez quelques malades, il survient après les évacuations, une sensation de chaleur générale très-intense ; cette sensation, qui se manifeste surtout dans les fièvres bilieuses et inflammatoires, est un indice qu'il y a irritation et un reste d'inflammation. On écartera facilement ce symptôme en donnant, plusieurs fois par jour, cinq à dix gouttes d'élixir acide de Haller, dans un verre d'eau fraîche édulcoré avec du sirop d'orange ou de citron. Les boissons acidulées conviennent du reste dans tous les cas où la complication inflammatoire existe.

Si, dans la fièvre gastrique nerveuse, il y a prostration extrême à la suite des évacuations, nous réussissons ordinairement à relever les forces, en faisant boire de l'eau glacée mélée avec du vieux vin de Bordeaux et édulcorée avec un sirop acide. Dans ces conditions, le quinquina *à petites doses* nous a aussi donné quelquefois des résultats satisfaisants ; mais à notre avis, son action curative n'est pas aussi constante qu'on le croit généralement. Nous verrons plus bas, que le quinquina ne convient dans les fièvres gastriques d'une façon absolue et *à hautes doses*, que lorsqu'elles ont acquis un caractère intermittent bien franchement déterminé, et qu'elles le conservent, même après que les évacuations indiquées ci-dessus ont été suffisamment effectuées. Alors seulement, l'emploi de ce remède n'offre plus de dangers et il est même nécessaire. C'est à l'usage prématuré du quinquina que nous attribuons, ainsi que nous l'avons déjà dit plus haut, la malignité et la terminaison si fréquemment fatale des fièvres gastriques.

Les purgatifs que nous donnons dans la fièvre gastrique bilieuse, nerveuse ou inflammatoire, ne conviennent nullement lorsque la fièvre est de nature muqueuse ; ils sont trop énergiques et provoquent facilement une diarrhée colliquative très-dangereuse, et à laquelle les malades ne sont déjà que trop disposés. Nous les remplaçons avec un succès constant par l'extrait de rhubarbe combiné avec l'Ipécacuanha à dose réfractée, ou bien, lorsqu'il y a faiblesse prononcée, par la magnésie caustique et le muriate d'ammoniaque. Dans le cas où la diarrhée serait déjà survenue, nous prescrivons une forte décoction d'écorce de chêne et de ratanhia, à laquelle nous faisons ajouter une quantité convenable de laudanum de Sydenham. Lorsque la fièvre est compliquée de la présence des vers intestinaux dont nous avons fait mention plus haut, nous faisons prendre, simultanément avec ces purgatifs, une infusion de valériane et d'artémise.

Dans toute espèce de fièvre gastrique, si, malgré l'emploi des moyens internes, les évacuations alvines se font trop lentement, il faut les activer par des lavements : infusion de feuilles de séné à laquelle on ajoute une quantité convenable de sulfate de magnésie. Ces lavements conviennent surtout dans la fièvre bilieuse, ils favorisent le dégorgement du foie.

Chez les individus sanguins, pour prévenir l'inflammation , nous faisons composer les lavements avec de l'eau tiède dans laquelle on fait dissoudre une certaine quantité de savon ordinaire; ils ont l'avantage de ne jamais occasionner d'irritation.

Lorsqu'il y a complication nerveuse : lavements d'eau tiède à laquelle on ajoute 60 grammes de miel mercurialé et quelques gouttes de laudanum.

Enfin, dans la fièvre gastrique muqueuse, attendu la disposition extrême aux diarrhées colliquatives, lavements à l'eau de guimauve avec addition d'une à deux gouttes de teinture thébaïque ; on peut en réitérer l'usage sans aucun danger; ils nous ont toujours suffi pour amener les effets que nous nous proposions.

Toutes les fièvres gastriques ont cela de particulier, qu'elles affectent fréquemment la forme intermittente et donnent ainsi facilement le change sur leur véritable nature. Sur ces indices trompeurs, on a recours au quinquina qui ajoute son action irritante à celle des mucosités agglomérées ; les symptômes augmentent rapidement d'intensité, deviennent continus, la fièvre acquière un caractère de malignité de très-mauvais augure, les forces baissent à vue d'œil et les malades meurent ordinairement avec tous les caractères du typhus. Nous ne saurions trop prémunir contre cet écueil plus dangereux qu'on ne le pense communément. Il faut apporter dans l'appréciation de *l'intermittence des symptômes dans les fièvres gastriques*, une profonde et sérieuse attention, et dans l'immense majorité des cas, on trouvera qu'elle ne se rattache qu'à la présence des mucosités corrompues dans l'estomac. Le seul moyen de guérir radicalement et avec promptitude ces *pré-*

tendues fièvres intermittentes, c'est de débarrasser l'organe.

Il y a pourtant des exemples où la fièvre persiste sous la forme intermittente, même après les évacuations suffisantes ; ce n'est que dans ces conditions qu'il faut avoir recours au quinquina *à haute dose*, après s'être toutefois assuré avec une scrupuleuse attention, que l'intermittence dépend bien réellement d'une aberration nerveuse, et non d'un reste d'encombrement ; s'il en était ainsi, il faudrait revenir immédiatement aux moyens évacuants.

Nous avons remarqué très-souvent, que le retour complet à la santé, dans toutes les formes de fièvres gastriques, s'effectue souvent par une transpiration générale, ou des urines copieuses fournissant un dépôt rouge, quelquefois jaunâtre. Une indication importante dans le traitement de ces affections, sera donc de favoriser la transpiration et la sécrétion des urines. Nous donnons à cet effet, dans un litre d'infusion de fleurs de sureau, 10 à 15 grammes de vin stibié et un gramme de nitrate de potasse.

Quelquefois l'affection se termine par des abcès

superficiels. Ainsi que nous l'avons déjà dit, cette métastase critique s'observe surtout dans la forme inflammatoire; on amène les abcès à maturité par des cataplasmes émollients, et on les ouvre ensuite le plus tôt possible.

Plus que dans toute autre affection, il importe que dans le cours du traitement, les malades soient couchés dans une pièce parfaitement aérée et où règne constamment la plus grande propreté.

Pendant la convalescence, on aura soin de maintenir la régularité des évacuations alvines par des moyens à la fois doux et toniques; l'infusion de rhubarbe et de quinquina jaune nous a toujours rendu de bons services. Toutefois, nous n'en faisons jamais usage lorsqu'il y a eu inflammation ou que l'individu est jeune et d'une forte constitution; nous la remplaçons alors par une faible décoction de tamarin à laquelle nous faisons ajouter quelques gouttes d'élixir acide de Haller.

En outre, nous faisons suivre à nos malades un régime fortifiant : bouillon, viande rôtie, vin de Bordeaux, etc., excepté lorsqu'il existe une disposition à la pléthore et par conséquent à l'inflammation ; nous conseillons alors le régime végétal, les farineux, pomme de terre, racines.

Comme dans ces affections le système nerveux éprouve, plus que dans toute autre maladie, des perturbations profondes, et que l'équilibre ne se rétablit que fort difficilement, c'est une impérieuse nécessité d'écarter du convalescent toute contrariété et les préoccupations de tout genre. Des distractions agréables, un exercice modéré et l'air de la campagne sont indispensables pour hâter et consolider l'entier rétablissement.

III. — AFFECTIONS NERVEUSES DE L'ESTOMAC.

Si le diagnostic de la gastrite offre parfois quelque obscurité, cela tient surtout à ce que les symptômes locaux qui la dénotent peuvent, au premier coup d'œil, se rapporter également aux altérations nerveuses de l'estomac. La méprise est ici d'autant plus funeste, qu'elle engage le praticien dans une voie de traitement directement opposée à la véritable indication.

Pour éviter toute erreur, il suffira de se rappeler que, dans les affections nerveuses, les symptômes n'ont pas la *continuité*, la *fixité* qu'on remarque en général dans la gastrite ; ils ont au contraire un cachet de *mobilité* auquel ne saurait se tromper le tact du médecin qui a quelque expérience dans l'observation de ces maladies.

D'ailleurs, et ceci est un point capital, *les affections inflammatoires s'accompagnent toujours d'amaigrissement*, symptôme qui *manque dans les maladies nerveuses*. Celles-ci peuvent exister longtemps sans que la santé générale en souffre et que l'embonpoint diminue; il va sans dire que si on les néglige, si elles se prolongent, le dérangement habituel des digestions compromettra la nutrition générale et finira par amener le dépérissement ; mais, même dans ce cas, l'amaigrissement ne se déclare toujours qu'à la longue, tandis que dans la gastrite, il s'annonce dès le début, et suit en outre une progression plus continue et plus rapide.

Les altérations nerveuses se présentent sous deux aspects différents, selon qu'elles ont leur source dans l'*indolence des mouvements de l'estomac* (*dispepsies*), ou bien dans une irritabilité excessive des nerfs gastriques (*gastralgies*).

1° Dispepsies.

La dispepsie a pour caractère la faiblesse et l'irrégularité de l'appétit. Les aliments s'arrêtent dans l'estomac et y subissent une décomposition anormale; de là, tension et gonflement, souvent douloureux, à la région épigastrique ; anxiété, étouffement ; renvois acides, brûlants ou ayant le goût et l'odeur des aliments, pesanteur, maux de tête et abattement général, tous les symptômes enfin de l'indigestion.

Le laitage, les farineux, pâtisseries surtout, et toutes les substances grasses, occasionnent toujours des symptômes plus prononcés et qui durent plus longtemps. Les viandes rôties, le gibier, les mets épicés, qui stimulent l'activité de l'estomac, sont bien mieux digérés. Chez les malades atteints de gastrite chronique nous observons tout le contraire; les douleurs sont augmentées par les viandes, les épices, et en général par tous les aliments excitants, tandis que le laitage, les farineux, sont parfaitement supportés. C'est là un des principaux caractères distinctifs entre ces deux ordres de maladies. Les personnes affectées depuis longtemps de dispepsies sont très au fait de ces conditions; l'expérience leur a indiqué à la longue, que c'est par un régime excitant qu'elles évitent jusqu'à un certain point les symptômes habituels de la maladie.

Les accidents cessent aussitôt après la terminaison de la digestion, et toute trace d'indisposition a disparu. Si on soumet la région épigastrique à la pression, lorsque la digestion est achevée, on ne la trouve nullement douloureuse ; on sait que le contraire a lieu dans la gastrite.

Les dérangements de la digestion ne sont pas réguliers et constants ; ils dépendent beaucoup de la disposition morale où se trouve le malade, qui a *ses bons jours*, comme on dit vulgairement. Nous avons noté plusieurs observations dans lesquelles, après un joyeux repas, fait en société avec de gais convives, les accidents maladifs manquaient, tandis qu'ils s'exaspéraient toujours sous l'influence du chagrin et de l'abattement. Il n'en est pas de même dans la gastrite, où ils sont tout à fait indépendants de toute action morale.

Ainsi, pour résumer les considérations précédentes : irrégularités dans les phénomènes morbides ; digestion facile des aliments excitants ; absence de douleurs dans la région épigastrique lorsqu'elle est soumise à la pression (la digestion étant faite bien entendu) ; enfin, influence toute particulière du moral sur la marche et l'intensité des symptômes ; tels sont les principaux caractères qui établissent une distinction profonde et essentielle entre les affections nerveuses et la gastrite proprement dite.

Dans un ouvrage que nous ferons paraître plus tard, nous verrons que les maladies du foie, de la rate, du pancréas et des autres viscères de l'abdomen, peuvent occasionner des troubles analogues à ceux dont s'accompagnent les dispepsies ; mais ces diverses affections ayant des symptômes qui leur sont propres et qui manquent complétement dans les troubles nerveux de l'estomac, le médecin attentif ne les confondra pas.

2° Gastralgie.

L'irritabilité maladive des nerfs de l'estomac, se manifeste par des douleurs à l'épigastre qui peuvent affecter la forme de contractions spasmodiques. Parfois ces douleurs sont très-intenses et s'étendent sur la poitrine et sur le dos ; il y a maux de cœur, vomissements, anxiété et même syncope.

Nous avons consigné deux observations dans lesquelles il y avait une irritabilité nerveuse si vive, que, dès l'introduction des aliments, il survenait des douleurs et des contractions extrêmement violentes ; les aliments étaient immédiatement évacués par les garde-robes. Ces deux faits sont analogues à ceux que nous avons cités en parlant des désorganisations ulcéreuses de l'estomac. Nous reconnûmes pourtant tout de suite, par les symptômes distinctifs énumérés plus haut, la différence entre ces deux espèces d'affections et parvînmes à obtenir une guérison radicale.

Les douleurs sont tantôt constantes, tantôt elles reviennent à des intervalles irréguliers. L'introduction des aliments ne les réveille pas toujours ; elles se déclarent quelquefois pendant que l'estomac est complétement vide. Nous avons même observé qu'elles prennent alors un caractère de violence plus prononcé.

Cette particularité offre un moyen infaillible de distinguer les accidents gastralgiques de ceux qui se lient à une inflammation : ceux-ci sont toujours augmentés par l'introduction des aliments.

La gastralgie ne se présente d'ordinaire que chez

les femmes ; c'est une de leurs maladies à la fois les plus fréquentes et les plus douloureuses. Elle se rattache souvent à la suppression des menstrues ou à des couches laborieuses. Elle peut aussi provenir de la suppression du flux hémorroïdal, de hernies.

Traitement de la dispepsie. — Le traitement de la dispepsie est ou *palliatif* ou *radical*.

En effet, lorsque par suite de l'indolence qui caractérise cette affection, l'estomac est encombré d'aliments, qu'il y a indigestion, etc., il faut avant tout débarrasser ce viscère par un vomitif; ce moyen suffit pour mettre fin momentanément à tous les symptômes.

L'indication essentielle pour obtenir la guérison radicale est de stimuler l'organe. Pour remplir cette indication, nous prescrivons un régime composé de viandes de haut goût, telles que le gibier, mouton ; le veau est trop fade et ne convient nullement. Nous interdisons absolument le laitage ; les légumes farineux ne sont permis que relevés par un assaisonnement excitant. Nous recommandons surtout de ne manger que peu à la fois. Les vins de Bourgogne, les vins mousseux, eau gazeuse et le café sont d'un usage très-utile. Avant le repas, nous faisons prendre 10 à 20 centigrammes de poudre de rhubarbe pour relever l'énergie de l'organe sans le surexciter. Une demi-heure environ après les repas, 10 à 20 gouttes de la composition suivante : teinture de valériane ; teinture de quinquina composée, $\bar{aa}$ 15 grammes ; teinture de castoreum, 4 grammes ; teinture d'ambre succiné, 2 grammes. Cette composition nous a toujours rendu les plus grands services, et on peut en faire usage longtemps sans en éprouver le moindre inconvénient.

Frictions à l'épigastre avec un liquide composé à parties égales, de *baume de vie d'Hoffmann* et d'*esprit de nitre dulcifié*, matin et soir, chaque fois pendant un quart d'heure au moins. Chez les personnes qui ont la peau fine et susceptible, il survient parfois une sensibilité douloureuse et une petite éruption ; dans ce cas, on ajoute un peu d'huile d'olive. L'éruption n'est du reste nullement inquiétante, et même dans beaucoup de cas, nous n'avons vu la guérison survenir qu'après son apparition.

Enfin, nous faisons prendre tous les soirs 5 à 15 centigrammes d'aloès mêlé avec 15 à 20 centigrammes d'extrait de rhubarbe pour la régularisation des garde-robes. L'excitation tonique que cette poudre provoque dans le système digestif, contribue beaucoup à la guérison prompte et radicale de l'affection.

Traitement de la gastralgie. — Lorsqu'il y a irritabilité maladive des nerfs gastriques, on a recours au nitrate d'oxide de bismuth précipité. Ce médicament a contre ces affections une action tout aussi spécifique que le quinquina contre les fièvres intermittentes et le mercure contre les maladies syphilitiques.

On pourrait s'étonner de nous voir recommander le nitrate de bismuth contre l'irritabilité excessive des nerfs de l'estomac, en se rappelant ce que nous avons dit plus haut des propriétés irritantes de ce médicament; mais il faut se garder de confondre l'irritabilité *sanguine inflammatoire* avec l'irritabilité *nerveuse ;* elles sont entièrement différentes l'une de l'autre, et se comportent d'une manière tout à fait opposée vis-à-vis des agents thérapeutiques. C'est ainsi que le nitrate de bismuth exaspère dans la gastrite l'irritabilité sanguine, ce qui en rend l'emploi dangereux, tandis qu'au contraire, il apaise promptement l'irritabilité nerveuse et ne tarde pas à en déterminer la guérison radicale.

Le mode suivant lequel on administre le nitrate de bismuth n'est pas indifférent : le succès en dépend en grande partie.

Voici notre méthode : la dose est d'abord de 2 centigrammes, trois fois par jour, pendant les premiers huit jours ; puis, augmentation quotidienne de 3 centigrammes, jusqu'à la dose de 50 centigrammes que l'on continue pendant huit jours; puis, nouvelle augmentation de 5 centigrammes jusqu'à la dose extrême d'un gramme entier pour la journée. Si l'affection n'a pas cédé, ce qui est très-rare, nous joignons aux paquets d'extrait de bismuth la poudre d'ipécacuanha et de jusquiame dans la proportion de 3 à 5 centigrammes de chaque. Nous faisons augmenter avec le nitrate encore de 5 centigrammes par jour, jusqu'à la dose de 1 gramme 50 centigrammes pour la journée, dose que l'on ne doit pas dépasser.

Ces médicaments combinés nous ont rendu de grands services contre une gastralgie invétérée et qui avait résisté à tous les moyens employés jusqu'alors, même au nitrate de bismuth.

Observation. Une jeune fille de dix-huit à dix-neuf ans, d'un tempérament sanguin plutôt que nerveux, éprouvait depuis quatre années des douleurs qui devenaient parfois assez violentes pour déterminer des convulsions et des syncopes. Le nitrate de bismuth n'avait amené aucun résultat, ainsi que nous venons de le dire ; nous étions arrivé jusqu'à la dose de 75 centigrammes par jour, et il nous parut prudent de ne pas aller au-delà, de peur qu'il ne survînt des accidents inflammatoires que faisait craindre surtout la constitution pléthorique de la jeune personne. Ce fut alors que nous prescrivîmes l'ipécacuanha à doses fractionnées, mais isolément. Pendant quinze jours il n'y eut pas la moindre amélioration. Nous revînmes au nitrate de bismuth combiné avec l'ipécacuanha et l'extrait de jusquiame (1 centigramme de chaque par paquet pour commencer, et on augmenta chaque jour de 1 centigramme).

Les douleurs cessèrent immédiatement. Au bout de huit jours, il survint un accès très-faible et qui dura à peine vingt minutes. Depuis lors (dix-huit mois après), il ne s'est plus manifesté la plus légère douleur. Avec cette combinaison, nous n'avions pas eu besoin de donner plus de 60 centigrammes de nitrate de bismuth par jour; cette dose avait été maintenue pendant à peu près quinze jours, puis nous avions diminué dans la même proportion observée pour l'augmentation, jusqu'à ce que nous fussions revenu à 15 centigrammes par jour, dose qui fut continuée pendant un mois encore.

Dans deux cas analogues, moins invétérés mais non moins rebelles, qui se sont présentés depuis dans notre pratique, nous avons réussi à amener une guérison radicale par la même prescription.

L'un des malades éprouva au bout de quatre à cinq mois une légère rechute, qui, du reste, doit être attribuée en partie à la négligence avec laquelle il avait suivi le traitement; il avait en outre cessé les poudres avant le terme que nous lui avions prescrit. Le même traitement fut recommencé sans répondre complétement à notre attente; l'amélioration ne s'établit que très-lentement et n'annonçait pas une terminaison radicale très-prochaine. Tout en continuant le nitrate de bismuth combiné avec l'ipécacuanha et l'extrait de jusquiame, frictions à l'épigastre avec la composition suivante: huile de cajeput et huile de menthe, 1 gramme de chaque ; teinture thébaïque, 4 grammes ; liniment volatil camphré et essence de térébenthine, 30 grammes. Grâce à ces nouveaux moyens, l'amélioration fut alors aussi prompte et rapide que la première fois ; continuation des poudres portées jusqu'à la dose de 1 gramme de nitrate de bismuth par jour ; on descendit ensuite jusqu'à 30 centigrammes, dose que le malade, qui avait cruellement expié son insouciante imprudence, continua exactement encore pendant un mois. Les frictions n'avaient été faites que pendant une quinzaine de jours. Jusqu'à présent (trois ans après la guérison), les douleurs n'ont pas reparu.

Jusqu'ici, nous n'avons presque jamais rencontré d'affections nerveuses de l'estomac qui se soient montrées rebelles au traitement que nous venons d'exposer. Toutefois, le succès n'est assuré qu'autant qu'on apporte la plus grande attention à reconnaître l'affection, et à distinguer d'une manière précise, si c'est réellement à une altération nerveuse que les symptômes se rattachent et s'il n'y a pas d'inflammation. Nous ne saurions trop insister sur l'importance de cette distinction dont dépend essentiellement le succès du traitement.

Par la même raison, il importe de ne pas confondre les symptômes qui révèlent les altérations purement nerveuses de l'estomac, avec ceux qui se lient aux congestions sanguines vers ce viscère, par suite d'un dérangement survenu dans la menstruation et l'écoulement habituel des hémorroïdes. On établira facilement le diagnostic en constatant le dérangement de ces excrétions et leur coïncidence avec les symptômes gastriques. Si ces dérangements ont précédé l'invasion des douleurs et des autres symptômes du côté de l'estomac, alors la seule indication à remplir, sera de rétablir les excrétions sanguines : saignées, sangsues au fondement, cataplasmes chauds sur le fondement et les cuisses, bains de siége émollients, bains de pieds sinapisés, boissons et régime rafraîchissants (limonade, orangeade).

Ces moyens devront être employés également, si les douleurs d'estomac coïncident avec les époques auxquelles les règles s'établissent ou cessent d'ordinaire, et qu'il est à présumer que le sang, dans ces mouvements critiques de la circulation, s'est congestionné vers l'estomac. Ils trouveront d'autant plus leur application, que les personnes seront d'une constitution robuste et pléthorique. La congestion sanguine vers l'estomac acquiert parfois dans ces conditions un degré de violence extrême, et aboutit infailliblement au vomissement de sang, si on ne se hâte de le prévenir par un traitement convenable et énergique.

Nous dirons en passant, que les vomissements de sang qui se rattachent aux suppressions hémorroïdales ou de la menstruation, n'ont souvent qu'une gravité apparente. Aux époques critiques, les femmes rendent parfois beaucoup de sang par la bouche, sans que l'état normal en soit d'abord affecté d'une manière inquiétante; ce n'est qu'autant que les vomissements se répéteraient trop souvent, qu'ils pourraient à la fin compromettre la vie du malade.

Dans ces conditions, tout en rétablissant les excrétions par les moyens indiqués, il faut s'attacher à soutenir les forces du malade par des lavements de bouillon et du vin de Bordeaux, et resserrer le tissu de l'estomac par des astringents. L'acétate de plomb est le médicament qui répond le mieux à cette indication ; nous le donnons quelquefois à très-forte dose. Nous en avons administré souvent 5 à 10 centigrammes, toutes les deux à trois heures, pendant trente-six et même quarante-huit heures de suite, avec le plus complet succès, chez des malades déjà épuisés par des pertes de sang considérables et réduits à un état désespéré.

Les douleurs d'estomac peuvent aussi provenir d'un rhumatisme épigastrique ou d'une métastase goutteuse. Dans le premier cas, les douleurs surviennent à la suite d'un refroidissement, elles sont mobiles et occupent successivement des points divers ; ce qui les caractérise chez les personnes goutteuses, c'est qu'elles s'étendent également aux articulations des pieds. Les moyens à employer sont : les vésicatoires, la chaleur (linges, sachets chauds ou briques chaudes qu'on applique sur la région épigastrique, bains de vapeur, etc.). Lorsqu'il y a affection goutteuse : cataplasmes sur les articulations qui sont le siége habituel du dépôt, et à l'intérieur, le bicarbonate de soude avec l'opium.

Enfin, tous les symptômes de la gastralgie peuvent aussi être occasionnés par une hernie du canal intestinal. D'ordinaire, le diagnostic se dessine ici très-clairement, sauf quelques cas exceptionnels où il faut un examen très-scrupuleux pour découvrir cette connexité. Nous n'en citerons qu'un exemple.

Il y a quelques mois, une domestique vint nous consulter pour des accès de douleurs à l'épigastre qui survenaient de temps à autre après les repas. Ils existaient déjà depuis cinq mois et s'étaient compliqués de vomissements. Du reste, la santé générale n'était nullement dérangée ; la région épigastrique n'était pas sensible au toucher. La malade avait bon appétit et n'avait nullement maigri ni perdu de ses forces. Cette femme avait été regardée comme atteinte d'une gastrite, d'une affection hystérique, etc., etc. Divers traitements, entre autre celui de l'hydrothérapie, avaient été suivis, mais sans le moindre résultat.

L'exploration minutieuse de la région épigastrique et de l'abdomen en général nous fit découvrir enfin sous les téguments, entre le creux de l'estomac et l'ombilic, une petite ouverture de la grandeur d'une lentille dans les muscles abdominaux ; parfois il survenait à cet endroit un léger gonflement. Nous fîmes confectionner un bandage approprié, et à dater de ce moment, les symptômes disparurent entièrement.

A la suite de couches laborieuses, il survient parfois des crampes d'estomac dont la violence est excessive ; ces accidents tiennent ordinairement au relâchement des muscles abdominaux ou à l'écartement de la ligne blanche. Nous réussissons presque toujours à éloigner ces symptômes par l'application d'une ceinture large et serrée sur la région épigastrique.

Notre journal nous fournit l'observation d'une jeune personne qui, pendant trois années, avait été traitée par toutes les méthodes connues, pour des crampes d'estomac tellement violentes, qu'elles étaient ordinairement suivies de perte de connaissance; la santé générale s'altérait peu à peu et le moral était profondément affecté. Les accès étaient survenus à la suite de violents vomissements; ils duraient depuis dix-huit mois. Lorsque nous vîmes la malade pour la première fois, elle revenait des eaux de Vichy complétement découragée. L'application d'une ceinture à compression eut un succès immédiat et durable.

Chez une autre dame, le résultat de la compression ne fut pas complet; les crampes diminuèrent bien d'intensité et de fréquence, mais elles revenaient néanmoins encore à de certains intervalles. Nous fîmes alors appliquer, sous la ceinture, des compresses imbibéés dans une solution saturée d'alun et de gomme kino, avec une forte addition d'eau de laurier-cerise. L'emploi de ces moyens fut suivi d'une entière guérison.

Nous terminons ici notre travail sur les maladies de l'estomac.

Nous avons cherché à rester constamment à la

portée de tout lecteur instruit. Dans ce but, nous avons dû élaguer les détails trop rigoureusement scientifiques, les développements dont l'intelligence exigerait des études spéciales, pour nous attacher de préférence aux résultats pratiques.

Au reste, nous comptons présenter à l'Académie de médecine un Mémoire sur les faits nouveaux que nous avons avancés, et qui servent de base à notre nouvelle méthode de traitement.

FIN.

TABLE DES MATIÈRES.

MALADIES DE L'ESTOMAC.

INFLAMMATION DE LA MEMBRANE MUQUEUSE.

ALTÉRATION DES SÉCRÉTIONS GASTRIQUES.

FIN DE LA TABLE.